미 술
심 리
치료학

미 술
심 리
치료학

초판 인쇄 2015년 2월 3일
초판 발행 2015년 2월 3일

지은이 임세라·오가영
펴낸이 채종준
펴낸곳 한국학술정보(주)
주 소 경기도 파주시 회동길 230 (문발동)
전 화 031) 908-3181(대표)
팩 스 031) 908-3189
홈페이지 http://ebook.kstudy.com
E-mail 출판사업부 publish@kstudy.com
등 록 제일산-115호(2000.6.19)

ISBN 978-89-268-6783-9 13510

이 도서의 국립중앙도서관 출판예정도서목록(CIP)은
서지정보유통지원시스템 홈페이지(http://seoji.nl.go.kr)와
국가자료공동목록시스템(http://www.nl.go.kr/kolisnet)에서 이용하실 수 있습니다.
(CIP제어번호 : CIP2015002104)

65
human therapy

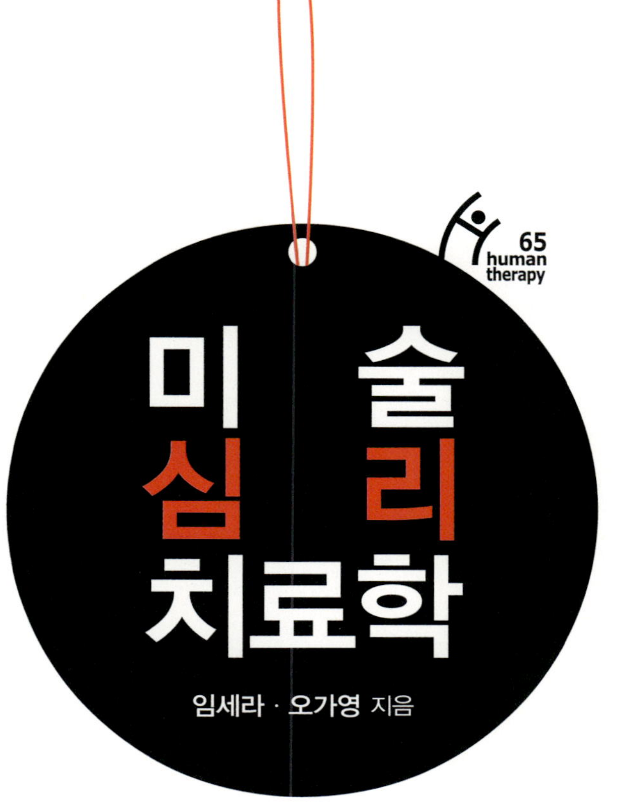

미술심리치료학

임세라 · 오가영 지음

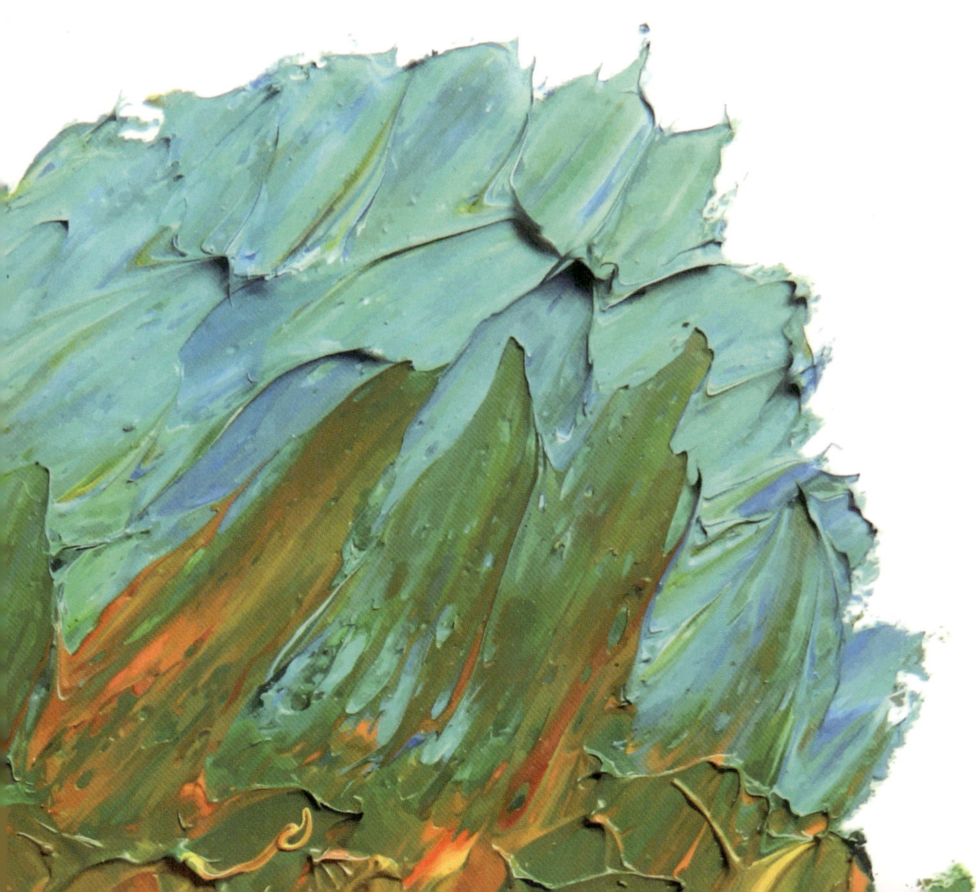

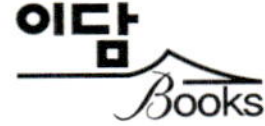

이담 Books

　미술치료는 심리치료의 한 부분으로 미술을 통해 감정이나 내면세계를 표현하고 기분의 이완과 감정적 스트레스를 완화시키는 방법이다. 말로써 표현하기 힘든 느낌, 생각들을 미술활동을 통해 표현하여 안도감과 감정의 정화를 경험하게 하고 내면의 마음을 돌아볼 수 있도록 하며, 자아 성장을 촉진시키는 치료법이다.

　즉 미술치료는 미술과 심리학의 결합이며, 고통스러운 일을 겪은 사람들은 그림을 그리거나 만들기를 통해 심리적인 안정을 얻을 뿐만 아니라 자신이 경험한 것에 대해 더 자세히 전달하고 정리할 수가 있다. 또한 학대를 받거나 폭력적인 사건을 경험했을 때, 말하는 것 자체가 공포나 불안을 일으킬 수 있는데 미술은 그러한 사람의 불안을 감소시키면서 감정을 표현할 수 있게 한다. 이처럼 미술심리치료는 우울증이나 외상 후 스트레스 증후군, 불안, 적응의 어려움 등을 경험하는 사람의 심리치료에 유익하다.

　미국이나 유럽에서 미술심리치료의 역사는 50여 년이 넘는 역사를 가지며 국내에서는 원광대학교의 대학원 설립, 한국예술치료학회를 시작으로 활발하게 미술심리치료가 적용되기 시작하였다. 최근 많은 대학과 대학원, 그리고 다양한 학회에서 미술심리치료사가 배출되고 있다.

현재 국내에 수많은 미술심리치료 학문 관련 서적이 출간되어 있으나 본 저자와 공동저자는 대학과 대학원에서 학생들을 가르치며 미술심리치료학문에 대해 어려움을 호소하는 학생들을 경험하면서 미술심리치료학문에 입문하는 사람들이 좀 더 쉽게 이해할 수 있도록 미술심리치료를 총정리하였다.

본 책을 통해 미술심리치료사의 길을 가고자 하는 수많은 후학들에게 길잡이가 되고자 하며, 늘 믿어주고 함께 해주었던 공동저자와 가족에게 감사한 마음을 전달한다. 또한 이 책을 통해 미술심리치료사의 길을 꿈꾸는 많은 이들에게 격려의 말을 전하고 싶다.

공동저자 대표
임 세 라

차   례

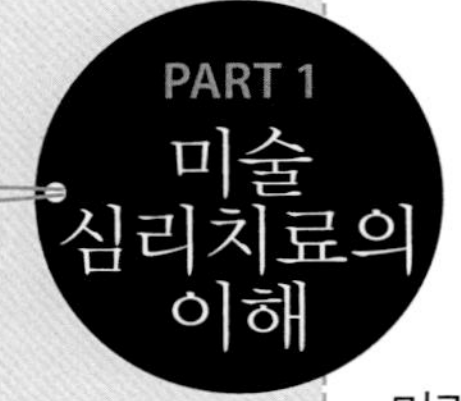

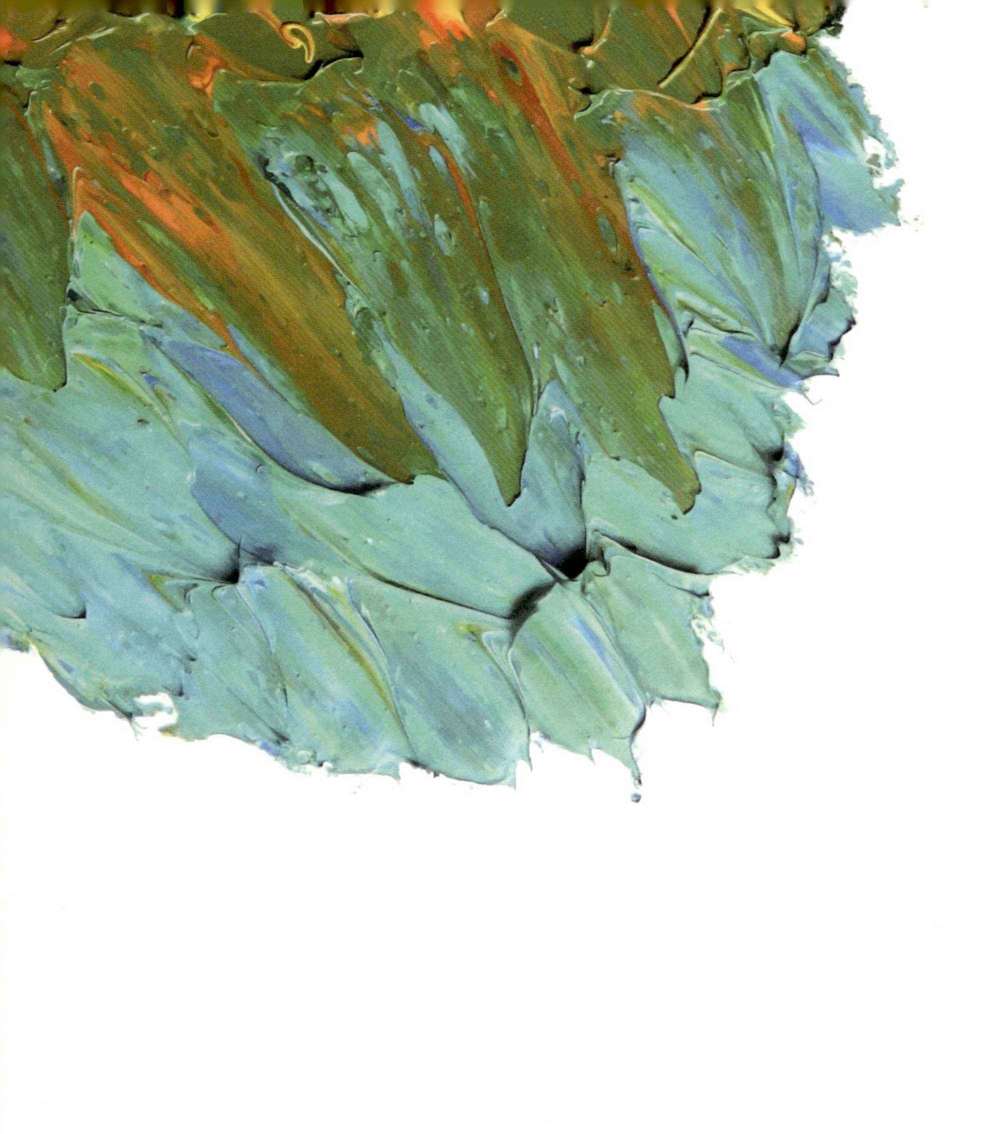

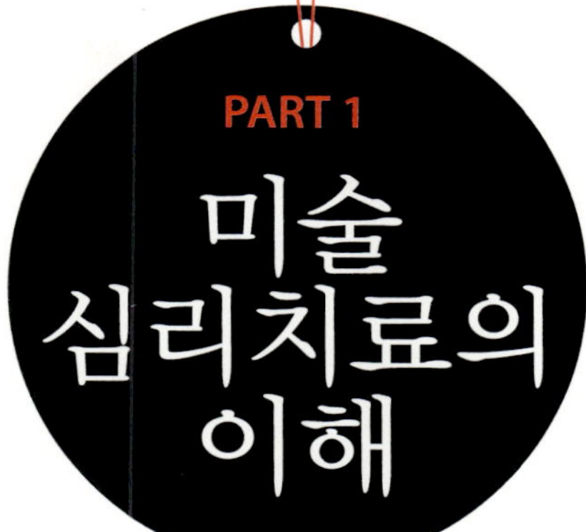

PART 1
미술
심리치료의
이해

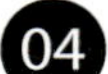

01 02 03 04

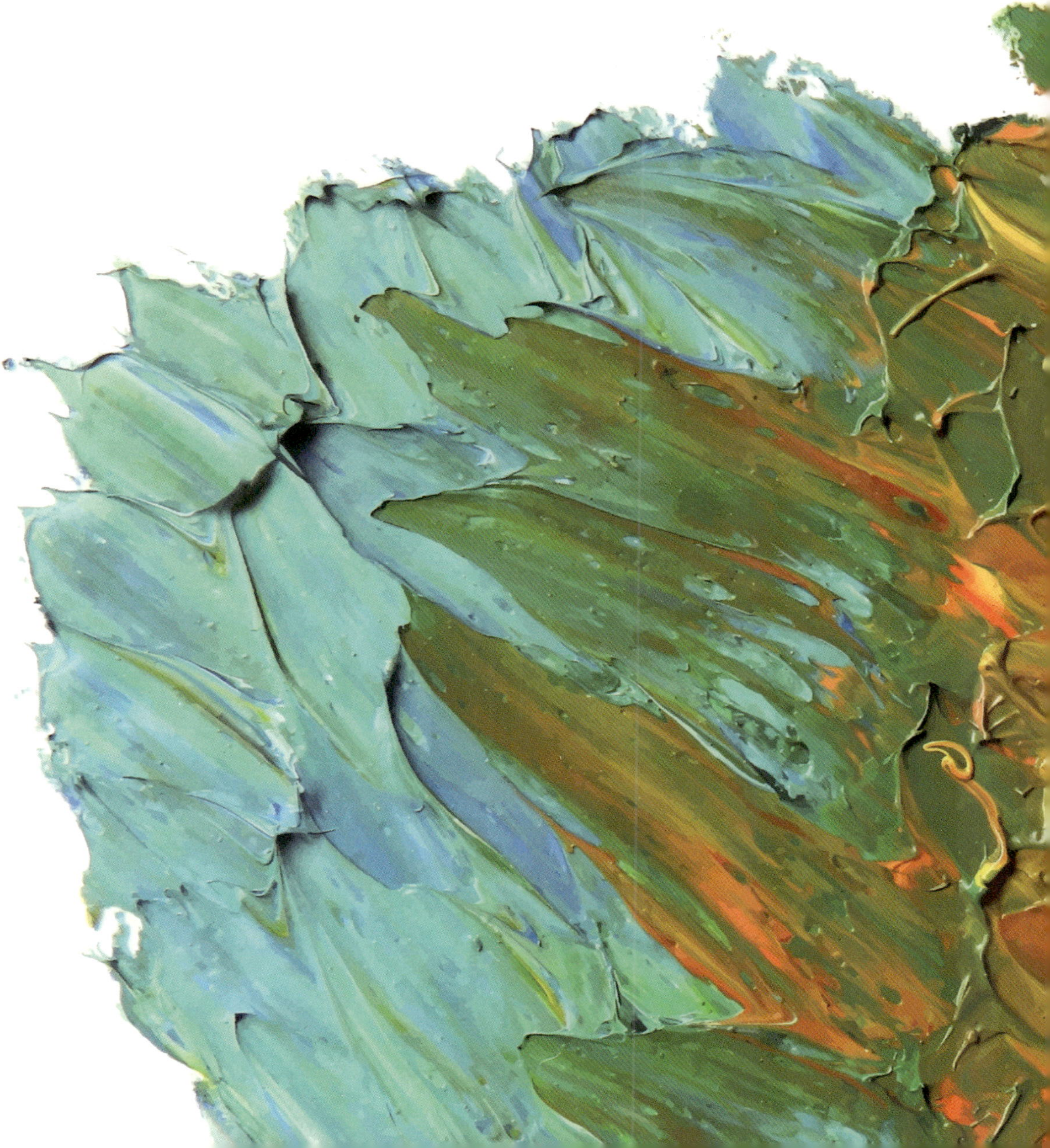

미술
심리치료

1. 미술심리치료의 개념 및 역사

미술심리치료는 시각예술, 창조 작업, 인간의 발달, 행동, 성격, 정신건강 및 기타 여러 분야가 중요한 역할을 하는 통합적인 치료형태로서 기본적으로는 '미술과 심리학' 2가지 분야의 결합을 의미한다. 미술심리치료라는 단어는 미국의 임상심리학자인 Judith Rubin에 의해 미술과 치료가 평형상태로 결합된 형태로 알려져왔다. 많은 사람들은 미술심리치료라는 말이 가지고 있는 의미에 대해 혼란스러워하며, 특히 미술심리치료를 처음 접하고 개인적인 경험이 없을 때 '미술과 치료'라는 단어의 결합이 주는 의미는 상당히 혼란스러울 수 있을 것이다.

미술로 마음의 병을 치유한다는 것이 과연 가능할까? 전문가들도 미술심리치료가 매우 다양한 계층의 사람들을 대상으로 하고, 여러 형태로 이루어지기 때문에 완전한 합의를 이루기 어려워한다. 미술심리치료의 유용성은 소아, 아동(발달장애 · 학습장애), 청소년, 성인, 노인, 약물중독자, 암에 걸린 아동이나 성인환자, 중증 말기환자, 장애인, 스스로 문제 해결이 어려운 가족, 죄수, 학대당한 아동 등 정서적 어려움을 경험한 다양한 사람들에게서 증명되고 있다. 심리학자 중에는 치료의 한 부분으로서 환자들에게 그림을 그리도록 하기도 하고 만성적인 고통이나 다른 증상을 다루기 위해 미술매체를 사용하는 표현치료사도 있다.

미술심리치료는 미술, 미술사, 인류학, 심리학, 정신의학과 같은 여러 분야의 이론들이 결합되어 형성된 것으로 20세기에 들어서 미술심리치료의 출현은 일련의 사건들에 의해 이루어졌다. 미술심리치료는 미술이라는 시각매체와 심리학 등 모든 기반을 가지고 있기 때문에 지난 수십 년간 관심이 증가하였고 미술심리치료의 발전에 영향을 끼쳤다.

미술심리치료는 오랜 과거의 역사 속에서 그 뿌리를 찾을 수 있으며, 최소한 B.C. 20000년 이전부터 인간이 장식을 하기 위해서 뿐 아니라 미술적 힘을 만들어내기 위해 이미지와 기호를 만들어 사용해온 것에서 발자취를 찾아볼 수 있다. 미술심리치료의 기원은 구석기시대 동굴벽화에서부터 찾을 수 있다. 이는 벽화를 그리는 행위 속에 종교적·정신적 의식이 담겨 있기 때문이며, 이러한 미술행위의 상징적 의식은 고대 샤먼이 주술적인 목적의 암각화, 무화, 부적 등을 사용하여 질병을 치료할 때에도 나타난다. 인간은 오랫동안 앞으로 다가올 사건들에 대처하고 두려움이나 공포와 같은 강력한 감정을 조절하고 표현하며, 해롭고 두려운 존재로부터 자신을 보호하려는 주술적 목적으로 미술을 창조해왔다.

미술행위가 치료적인 측면으로 이해되기 시작한 것은 19세기 아동과 정신질환자의 그림에 관심을 갖기 시작하면서부터이다. 1887년 최초로 이탈리아 시인 Ricci가 아동화에 관심을 가졌고, Barners가 유전심리학 잡지에 '아동화의 한 연구'를 발표하면서부터 아동화는 많은 심리학자들의 연구대상이 되었다. 그리고 아동의 그림에서 흥미, 성격, 지적 능력 등이 어떻게 반영되는지 연구하였다(Goodenough, 1926; Buck, 1948; Machover, 1949). 1940년경부터 치료를 위한 미술행위가 전문적 분야로 자리 잡게 되었으며, 미술심리치료라는 용어는 1961년 『Bulletin of Art Therapy』의 창간호 편집자인 Ulman의 논문에서 표현되었다.

20세기 초 정신의학은 이미지와 인간의 감정, 무의식과의 관련성에 많은 관심을 보이기 시작하였고 결과적으로 미술표현은 개인의 내면에 대해 명백한 증거를 제공한다는 믿음을 가져오게 되었다. 1901년 프랑스 정신과 의사 Marcel Reja는 환자의 미술작품과 아동의 작품 및 원시시대 화가들의 미술작품 간의 유사성에 대해 언급하였고, 1912년 유럽의 정신과 의사인 Emil Kraepelin과 Karl Jaspers는 환자들이 그린 그림을 정신병리학을 이해하는 데 보조수단으로 이용할 수 있다고 하였다.

정신과 시각적 표현의 관련성에 대한 의문은 Sigmund Freud가 꿈속에 표현된 이미지에 대해 쓰고 무의식에 대한 이론을 발전시키기 전까지는 풀리지 않았다. Freud는 환자들이 자신들의 꿈에 대해 그림을 그릴 수 있지만 말로 표현하기는 어렵다고 이야기한 적이 많다고 했다. 이러한 보고는 미술표현이 인간 정신의 내면세계를 이해하기 위한 길이 될 수 있다는 믿음을 불러일으켰고 마침내 확인되었다. Freud는 임상에 미적인 개념을 도입했을 뿐 아니라 문학과 미술에 대한 연구를 통해 자신의 많은 이론들을 끌어내었다.

Jung은 신화와 미술을 통해 세대에서 세대로 전달되는 원형과 여러 문화권에서 공통된 상징물들을 가지고 집단 무의식의 개념을 만들어냈다. Jung은 개인적으로 미술에 관심이 있어 자신의 꿈을 그림으로 나타내고 탐구하면서 일생 동안 조각을 하고 그림을 그렸다. 그는 미술이 자기이해와 감정에 접근하는 방법을 제공한다고 생각하여 무의식이 변화와 행복의 원천이라고 여겼다. 만약에 이미지가 무의식 속에 남게 되면 인간의 행동에 부정적인 영향을 미칠 수 있기 때문에 감정이 실린 이미지를 의식으로 끌어내는 것이 중요하다고 생각하게 되었다. 그리고 자기 자신과 환자들의 그림뿐 아니라 미술표현, 특히 만다라나 '마술적인 원' 같은 미술표현을 통해 심리치료적 유용성과 심리학적인 의미에 관심을 가졌다.

이와 같이 미술심리치료의 뿌리는 정신 역동적 접근에서 시작되었다고 볼 수 있으며, Freud나 Jung으로까지 거슬러 올라가 미술심리치료의 역사를 살펴보았다. 하지만 미술심리치료라고 직접적 이름을 붙일 수 있는 활동을 시작한 사람은 미국의 Naumburg(1987)이다.

2. 미술심리치료의 관점

1) 마가렛 나움버그(Margret Naumburg)

Naumburg는 정신분석적 접근으로 치료를 하는 데 있어서 환자들이 그린 그림이 상당히 도움이 된다는 것을 발견했다. 환자가 가진 꿈이나 환상 이상으로 그림에 나타난 이미지는 분석할 만한 가치가 있었다. Naumburg는 환자들에게 어떤 주제를 주기보다는 환자가 그리고 싶은 대로 그리는 자발적 그림을 중요시했고, 치료에 있어서의 전이 관계를 중요하게 다루었다. 기본적인 가정은 환자의 무의식적 사고와 감정이 그림에 직접적으로 표현된다는 것이었다. 따라서 그림은 환자가 자신의 내적 상태를 표현한 상징적인 말이 된다. 그녀는 자신의 치료적 접근법을 역동적 미술심리치료(Dynamically Oriented Art Therapy)라고 불렀다. 그녀는 정신분석적 시각에 동조하여 무의식의 이미지를 드러내기 위한 방법으로서 미술표현을 인식하게 하여 내담자들에게 자신의 꿈과 이미지를 단순히 언어만으로 표현하게 하기보다는 그림으로 그리게 함으로써 Freud 의 개념을 한층 더 발전시켰다. Naumburg의 시각에서 미술치료의 최우선적인 가치는 의사소통과 진솔한 표현에 있다. 그녀는 내담자가 만들어낸 이미지들이 상징적인 대화의 한 방법이 된다고 생각했다. Freud와 Jung, Sullivan의 영향을 많이 받아 치료자와 환자 사이의 치료적 관계형성과 전이와 역전이의 해결, 자유연상, 자발적 그림표현과 해석, 그림의 상징성 등을 중요시하여 심리치료과정에서 그림을 매개체로 이용하는 치료에서의 미술(Art In Therapy)을 강조하였다.

2) 이디트 크레이머(Edith Kramer)

Kramer는 아동미술심리치료에 관해 많은 연구를 했으며, 그림의 치료적 속성은 그림에 대한 환자의 연상을 통하여 자기표현과 승화작용을 함으로써 자아가 성숙하는 데 있다고 보았다. 즉, 미술작업을 통하여 환자 자신의 파괴적·반사회적 에너지를 분출함으로써 그것을 감소시키거나 전환시킨다고 주장하고 있다. 또한 환자는 미술작업과정에서 자신의 원시적 충동이나 환상에 접근하면서 그 갈등을 재경험하고 자기훈련과 인내를 배우는 과정 속에서 그 갈등을 해결하고 통합한다는 것이다. 그 때문에 Naumburg의 견해와는 다르게 치료자의 역할은 환자가 만든 작품을 해석하는 것이 아니라 승화와 통합과정을 도와주는 것이라고 하였다. 그래서 Kramer의 견해를 가리켜 '작품을 만드는 과정 자체'를 '치료'라고 보고, '치료로서의 미술'로 표현하였다. 이러한 생각은 자아심리학의 통찰을 사용함으로써 Freud의 견해를 뛰어넘고 있다.

그러나 창의적 과정에 존재하는 치료적 과정을 이해하는 데 있어서는 Freud의 성격이론에 근거하고 있다. Kramer는 초기에 미술심리치료를 다음과 같이 정의하였다. "미술은 인간 경험과 동일한 것을 창조함으로써 인간 경험의 영역을 확장시키는 수단이다. 이러한 등가성을 통해서 예술가는 자신이 경험하고자 하는 것을 선택, 반복할 수 있다. 긴 역사를 통해서 미술은 인간의 본능적인 충동과 사회의 요구 간에 영원한 갈등을 해소하도록 도움을 주었다. 그러나 초자아와 원초아의 상반된 욕구는 영원히 해결하기 어려운 것이다. 미술심리치료사들은 성격이 혼란된 사람들에게 유용한 창조적 경험을 가능하게 한다. 치료사들은 예술적 창의성의 내적 법칙에 비교되는 방법들을 사용한다." Kramer의 견해는 Naumburg의 견해보다 사실상 일반적으로 더 알려져 왔던 것이며, 미술 그 자체로 심리치료에서 미술심리치료사가 공헌하고 있다고 설명하였다. 후에 Kramer의 견해는 "치료로서의 미술"이란 말과 우연히도 일치되었는데, 이것은 1961년 Ulman이 용어를 정의하기까지는 사실상 일반화되지 않았다.

3) 울만(Ulman)

Ulman(1992)은 미술심리치료를 독립된 분야로 발달시킨 중요한 인물로 Naumburg, Kramer와 더불어 Freud의 정신분석적 틀 안에서 인간의 내적 갈등과 승화라는 중요한 두 개념을 미술심리치료로 가져왔다. Ulman은 Naumburg와 Kramer가 각기 치료 혹은 미술에 보다 더 치중한 감이 있다고 지적했다. 즉, Naumburg는 치료를 하는 데 있어서 미술이라는 도구를 사용하는 치료를 했으며, Kramer는 미술작업을 하는 데 있어서 치료적인 효과를 가져오는 미술작업을 했다. 따라서 Ulman은 이 둘을 통합하려고 노력하였으며, 치료자들은 미술치료를 할 때 그들 자신의 철학과 개인적인 요구와 목표에 따라 어떤 하나의 입장이 더 강조될 수도 있다고 했다.

Ulman은 정신분석적 방법으로 환자들을 치료할 때, 많은 환자들이 그들의 그림에 내포된 상징적 내용을 말로써 전환하려 하지 않는 것을 발견하였다. 즉, 그림에서만 제공할 수 있는 그들의 작업으로부터 무언가 가치 있는 어떤 것을 얻는다고 보았다. Ulman은 1961년에 "미술심리치료"와 "치료로서의 미술"이란 용어를 다 포함하는 정의를 내리기 위해서 노력해 왔으며, 이러한 생각은 저서에 잘 나타나 있다. 그는 미술치료 실행에 있어서는 두 측면의 적용 타당성을 인정했다. "치료에서의 미술"과 "치료로서의 미술"은 같은 시점에 같은 방에 있는 두 측면이거나 다른 시기에 같은 치료자가 일을 하는 것과 같다고 했다. 임상가로서의 자신의 생활에서 Ulman은 치료로서의 미술을 사용하면서 그 속에서 미술심리치료를 사용했고, 미술심리치료가 통하는 곳에서는 치료로서의 미술을 사용해서 이 둘 사이에서 서로 융통성 있는 선택을 했다.

즉, Ulman은 Naumburg와 Kramer의 정신역동 지향적 미술치료를 통합하면서 쟁점 부분에 관해서는 융통성을 부여하고 있다고 볼 수 있다. Ulman은 환자의 작품이 예술이냐 아니냐를 논하는 것보다는 대상에 따라서 상동적인 표현이나 강박적 표현도 허용되어야 한다고 했다. 다시 말하면 미술치료는 때로는 예술적 성취감을 중시해야 하며 미술치료는 치료적 측면과 창조적 측면을 모두 내포하고 있다는 것이다.

4) 그 후의 다양한 관점

Janie Ryne은 인간중심적 접근의 강조, 한 사람의 완전한 잠재성과 삶에 대한 만족감을 달성하는 데 미술표현을 적용하였다. Robbins는 대상관계 이론을 미술심리치료에 접목하였고, Wallace는 Jung의 적극적 명상을 도입하였으며, Silver는 언어적 지능과 다른 시각적·공간적 지능을 재는 검사기법을 만들었다. 또한 Wadeson은 절충적 접근을 시도하였고 Kwiatkowska는 가족미술심리치료를 적용하여 보급하였다.

3. 미술심리치료의 효과

미술심리치료는 다음과 같은 효과성을 가진다(한국미술치료학회, 1994). 자발적으로 많은 경험을 표현한다. 미술심리치료는 다른 사람을 의식할 필요 없이 먼저 미술재료에 그들의 감정을 표현하도록 하기 때문에 자기표출이 위협적으로 느껴져 집단을 회피하는 사람에게 유용하다. 작품 자체가 집단과 개인에게 상징적으로 의미를 줄 수 있어 언어적 표현이 어려운 사람에게도 자기표현의 기회를 줄 수 있다. 집단원 모두가 동시에 참여할 수 있어 개인적 경험과 집단경험을 함께 제공한다. 즉, 개인적인 작품제작시간은 사적인 경험의 시간이며, 다른 집단원과 서로의 작품에 대한 이야기를 나눌 때는 공적인 경험의 시간이다. 미술은 상호작용을 쉽게 유발시키고, 의식의 검열을 적게 받도록 하기 때문에 문제행동양식이 빨리 의식되어 집단진행과정을 촉진시킬 수도 있다.

1) 미술심리치료의 장점

첫째, 미술은 심상의 표현이다. 우리는 심상(image)으로 생각을 한다고 볼 수 있는데, 말이란 형태를 취하기 전에 심상으로 사고한다. 즉, 어머니라는 말을 하기 전에 '어머니'의 심상을 떠올릴 것이다. 삶의 초기의 경험이 중요한 심상의 요소가 되며, 그 심상이 성격 형성에 중요한 역할을 하게 된다. 미술심리치료에서는 꿈이나 환상, 경험이 순수한 언어적 치료법에서처럼 말로 해석하기보다는 심상으로 그려진다.

둘째, 미술은 비언어적 수단이므로 통제를 적게 받아 내담자의 방어를 감소시킬 수 있다. 예상치 않았던 작품이 그림이나 조소에서 제작될 수 있는데, 가끔 창작자의 의도와는 완전히 반대로 작품이 제작될 수도 있다. 이러한 것은 미술심리치료의 가장 흥미 있는 잠재성 중 하나이다.

셋째, 미술은 구체적인 유형의 자료를 즉시 얻을 수 있다. 눈으로 볼 수 있고, 만져볼 수 있는 자료가 내담자로부터 생산되는 등 많은 의미를 갖는다. 예컨대, 내담자가 만든 어떤 유형의 대상화를 통해서 치료자와 내담자 사이에 하나의 다리가 놓여진다. 저항적인 내담자들의 경우는 내담자의 감정이나 사고 등이 그림이나 조소와 같은 하나의 사물로 구체화되기 때문에 언젠가는 자신도 모르게 자신이 만든 작품을 보고 각 개인의 실존을 깨닫게 된다. 어떤 내담자는 단 한 번의 작품에서 자신의 감정을 느끼기도 하며, 저항이 강한 사람은 오랜 시간이 걸릴 수도 있다.

넷째, 미술은 자료의 영속성이 있어 회상할 수 있다. 미술작품은 보관이 가능하기 때문에 내담자가 만든 작품을 필요한 시기에 재검토하여 치료효과를 높일 수 있다. 때로는 새로운 통찰이 일어나기도 하며, 내담자 자신도 이전에 만든 작품을 다시 보면서 당시 자신의 감정을 회상하기도 한다. 즉, 그림이나 조소가 주관적인 기억의 왜곡을 방지할 수 있다는 것이다. 또한 내담자의 작품 변화를 통해서 치료과정을 한눈에 이해할 수 있으며, 내담자의 생생한 목소리를 들을 수 있다.

다섯째, 미술은 공간성을 지닌다. 언어는 일차원적인 의사소통방식이다. 미술표현은 문법, 통사론, 논법 등의 언어규칙을 따를 필요가 없다. 즉, 본질적으로 공간적인 것이며, 시간적인 요소도 없다. 미술은 공간 속에서의 연관성들이 발생한다. 이를테면, 우리가 가족을 소개할 때도 먼저 아버지, 어머니를 소개하면서 두 분의 관계를 얘기하고, 그다음 형제들과 그들의 관계, 그리고 나서 이 모든 식구와 나와의 관계를 말할 것이다. 그러나 분명한 것은 우리는 이 모든 것을 동시에 경험하는데, 미술의 공간성은 바로 경험을 복제한 것이다. 가깝고 먼 것이나 결합과 분리, 유사점과 차이점, 감정, 특정한 속성, 가족의 생활환경 등을 표현하게 되므로 개인과 집단의 성격을 이해하기가 쉽다.

여섯째, 미술은 창조성과 신체적 에너지를 유발시킨다. 미술작업을 시작하기 전의 개인의 신체적 에너지는 다소 떨어져 있지만, 미술작업을 진행하고 토론하며 감상하고 정리하는 시간에는 대체로 활기찬 모습을 보인다. 체내의 에너지 정도가 변화한다는 것을 느낀 사람이 많은데 단순히 신체적인 운동이라기보다는 창조적 에너지의 발산이라고 해석된다. 연극이나 영화에서 역할을 맡은 배우처럼 미술심리치료는 하나의 작업이라기보다는 놀이와 레크리에이션 및 음악과 열정이 있는 창조의 에너지를 발산하는 것이라 할 수 있다.

02

미술심리치료의 상담이론적 접근

1. 정신분석적 미술심리치료

정신분석이론은 이성보다 본능을 정신생활의 일차적 요인으로 보며, 인간에게는 무의식적이고 비이성적인 의도와 의식적이고 합리적인 과정 간의 발달적인 지속성이 있음을 전제한다. 무의식이란 의식이 전혀 없는 혼수상태가 아니며, 자신은 전혀 의식하지 못하고 있으나 행동에 중요한 영향을 미친다. 그러므로 개인의 행동이나 심리과정에 대한 진정한 이해를 하기 위해서는 무의식의 내용을 탐구해야 한다. 의식의 내용에 대한 탐구를 통해 인간을 이해하려 하는 것은 매우 피상적이다. 그러므로 내면화된 억압, 갈등, 욕구를 의식의 통제가 적은 미술로 표현해내게 한다. 또한, 내담자의 깊이에 갇혀 있는 생각과 감정, 행동에 관한 의미를 찾아 통찰력을 기르게 한다.

아동의 경우 성인에 비해 자유연상을 하기에 용이하지 않으므로 그림의 사용이 언어의 사용보다는 의사소통이 용이하다. 성인의 경우에도 난화나 핑거페인팅 등을 그려 자유연상을 하게 하거나 연상되는 것을 그리게 하는 방법을 적용하여 자발적 미술표현을 통한 이미지 표출(무의식을 의식화)로 치료나 정화, 원활한 의사소통을 거둘 수 있다. 정신분석적 미술심리치료는 내담자가 표현한 작품의 소개를 분석하므로 미술을 상징적 언어의 형태로 보고 자유롭게 자신을 표현하게 하여 상징과 전이를 매우 중요시한다.

1) 주요 개념: 인간관

　　Freud에게 있어서 본능(instinct)은 인간을 이해하기 위한 중심 개념이다. Freud는 인간을 본능에 의해 움직이는 지극히 생물학적인 존재로 파악하였으며, 갈등의 존재로 본다. 본능이 추구하는 쾌락과 현실의 갈등, 자아와 외부세계와의 갈등, 적극성과 수동성의 갈등이 우리를 지배하기 때문에 Freud는 인간은 삶이 지속되는 한 갈등을 겪는다고 주장했다.

　　결정론은 비이성적인 힘인 본능적 추동이나 무의식적 동기가 인간의 행동을 결정한다고 본다. 모든 사람이 그가 제안한 심리성적 발달단계에 따라 성격발달이 이루어진다.

2) 세 가지 성격구조

(1) 원초아(Id)

　　원초아는 Freud가 처음에는 무의식이라 불렀던 성격의 한 부분으로 가장 원초적인 부분으로 쾌락원리에 의해 지배된다. 신생아 때부터 존재하는 정신에너지의 저장고이며, 성욕과 공격성을 관장한다. 성적 추동과 기아나 갈증 같은 생존과 직결된 추동뿐 아니라 공격적이고 파괴적인 힘도 가지고 있다. 현실을 고려하지 못하고 욕구를 충족시키려 하기 때문에 일차적 사고과정이라고 한다.

(2) 자아(Ego)

　　자아는 출생 후 2년 동안 원초아로부터 나오는 것으로 현실을 고려하여 합리적인 방법으로 욕구를 충족시키도록 기능을 발휘한다. 원초아가 욕구나 긴장, 충동 등에 관여하는 반면, 자아는 이러한 즉각적인 충동을 연기시키고 현실을 고려하도록 하는 대리자이다. 현실적으로 합당한 상황 여건을 고려하기 때문에 이차적 사고과정이라 한다. 자아가 잘 발달된 사람은 현실적으로 외부세계와 긴밀하게 상호작용하면서 원초아나 초자아의 요구를 균형 있게 충족시키는 방향으로 기능한다. 강하고 성숙한 자아는 적절하고 합리적인 목표를 수립하여 원초아로부터는 활동을 위한 에너지를 얻고 초자아로부터는 양심에 부담을 느끼지 않는 상태를 선택하여 주변 환경과 조화를 이루며 살아갈 수 있게 한다.

(3) 초자아(Superego)

초자아는 3~6세 사이 발달하기 시작하는 '도덕성'이 저장된 곳으로, 즉 부모나 주위 사람들로부터 물려받은 사회의 가치와 도덕이 내면화된 표상으로 자신의 행동이 윤리적으로 옳은지 그른지 판단하게 해준다. 초자아는 오이디푸스 위기의 산물로 아동은 이 시기의 위험한 충동이나 환상으로부터 자신을 억제하기 위해 부모의 기준을 내사하며, 초자아가 발달하고 학교 선생님이나 종교지도자 같은 사람들에게 자신을 계속 동일시하면서 나름의 도덕적 기준을 채택한다. 초자아는 아동기 부모가 주는 보상과 벌을 통해 발달하며, 잘못된 행위에 대한 결과를 경험하면서 생기는 양심과 잘한 행위에 대한 결과를 경험하며 추구하게 되는 자아이상의 두 측면을 지닌다. 즉, 인간 행동의 도덕적 규제를 관장한다. 초자아는 부모와 사회의 기준을 내면화하여 심리적 보상과 처벌을 하기도 한다. 초자아가 너무 강하면 개인은 엄격한 도덕적 양식에 갇히게 된다. 왜냐하면 초자아의 목표는 완벽성에 있으므로 개인을 위축시켜 아무 행동도 할 수 없게 만들기도 하기 때문이다.

3) 성격형성단계

(1) 구강기(Oral Stage; 출생~18개월)

심리성적 에너지인 리비도(libido)가 구강 부위에 집중되어 입을 통해 생존에 필요한 영양을 섭취하고 쾌락을 추구하는 시기이다. 이시기에는 리비도 에너지가 입과 입술, 입 점막, 혀 등 먹고 마시고 빨고 깨무는 행동과 관련된 부위에 집중한다.

(2) 항문기(Anal Stage; 18개월~만 3세)

리비도가 항문 부위에 집중되어 배설물의 보유 배출과정에서 긴장 해소를 통해 쾌감을 얻는 시기이다. 이 시기의 아이들은 배변훈련을 통해 대장운동을 지연시키고, 항문 괄약근을 의식적으로 통제할 수 있게 되면서 배설물 보유와 방출에 의한 만족을 극대화한다. 그러나 본능적으로 배설하려는 욕구는 이를 제지하려는 부모와 생애 최초로 갈등을 일으키고 그 갈등을 어떻게 해결하느냐에 따라 항문기 성격이 결정된다. 너무 지나치게 일찍 대소변을 가리게 한다든지, 청결을 강요한다면 결벽증적인 성격을 갖게 되며 이를 항문기적 성격이라고 한다.

(3) 남근기(Phallic Stage; 만 4~5세)

리비도가 성기에 집중되어 성기와 성에 관심을 갖는 시기이다. 이 시기의 아이들은 자신의 성기를 만지작거리며 관찰하고 출생과 성에 대해 관심을 나타내는데, 이는 병원 놀이를 통해 잘 나타난다. 남아들은 이성 부모인 어머니와의 근친상간적 상상을 하면서 어머니를 사랑하게 되는 반면, 아버지를 경쟁상대로 여기고 어머니를 독차지하려는 욕망으로 아버지를 살해하려는 적의를 품기도 한다(오이디푸스 콤플렉스). 그러나 자신의 욕망이 알려지게 되면 자신보다 훨씬 크고 힘이 센 아버지가가 자신을 거세할 수 있다는 불안감(거세불안)을 갖게 되어 결국 아버지를 담고자 하는 시도가 나타난다. 한편, 여아는 자라면서 남아들의 것과 같은 성기가 없는 것을 알게 되어 어머니를 비난하고 성기를 가진 아버지와 이를 공유(엘렉트라 콤플렉스)하고자 한다.

(4) 잠복기(Latency Period; 만 6세~사춘기)

성적 욕구에 대한 흥미가 약해지고 그 욕망을 억누르고 있어 잠복기라고 한다. 성적 만족은 여전히 성기 부위에서 얻으나 아동의 행동에는 두드러지게 나타나지 않으며, 오이디푸스 콤플렉스를 해소하기 위해 성에 대한 표현이 억제된다. 아동은 지적 활동인 학업에 열중하고 환경 탐색도 하며, 앞으로의 생활에 필요한 여러 기술도 습득한다. 동성의 친구와 친하게 놀면서 집단을 이루어 몰려다니며 놀이나 게임을 통해 규칙을 알게 되고 사회 규범에 대해서도 배우나, 이성에 대해서는 배타적이다. 따라서 이 시기를 '동성기'라고 부르기도 한다.

오이디푸스 콤플렉스를 해결하고 잠복기를 성공적으로 보내는 것은 매우 어려운 과업이다. 이 시기 과업 수행에 실패하여 고착현상이 일어나면 성인이 되었을 때, 이성에 대한 안정감을 갖지 못하고 이성과의 성관계를 회피하거나 성행위를 할 때 정서적으로 위축되거나 공격적이 될 수 있다.

(5) 성기기(Genital Stage; 사춘기 이후)

마지막 단계인 성기기는 사춘기에 들어서면서 신체적으로 성 기능이 성숙되어 성적 관심이 높아진다. 성적 만족의 1차 영역인 성기 부분이나 이성과의 성적 욕구를 충족시킬 수 있는 생리적인 기능도 갖추게 된다. 그러므로 잠복기에 동성 또래 집단과 어울렸던 반면, 성기기가 되면 이성과의 접촉에 최대 관심을 둔다. 이성에 대한 거부로부터 관심으로의 전이는 일종의 심리적 도전이며, 이 전이가 성공적으로 이루어진다면 성적 본능을 성숙된 방법으로 만족시킬 뿐 아니라 이성에 대한 건전한 애정으로 발전되고 자아 중심적인 사고로부터 세계를 객관적으로 보는 사고 능력을 갖게 된다. 이성에 대한 성적 욕구는 심미적 활동을 통하여 승화시킬 수 있다. 이 시기의 청소년들이 성적 에너지를 잘 처리하지 못하다면 비행으로 표출된다.

4) 마음의 구조(의식, 전의식, 무의식)

Freud는 정신세계를 지형도 지구표면의 형태, 구조, 생성원인 발달을 연구하는 지형학의 모형을 정신세계에 적용하여 각 수준의 역할과 수준들 간의 역학관계를 체계적으로 밝히고자 하였다.

(1) 의식(Consciousness)

의식은 현재 바깥세상을 아는 것에 맞추어져 있고 어느 순간에 개인이 현재 느끼는 모든 행위와 감정들로 어떤 순간에 우리가 알고 느끼는 모든 감각과 경험으로서 자아는 의식 영역에 속한다. 정신생활의 극히 일부분만이 의식의 범위에 포함되며 순간의 사고, 지각, 느낌, 기억 등이 의식 속에 속한다. 의식은 생리적·심리적 욕구나 외부자극이 있을 때 그 대상에 집중하는 순간 발생한다. 그러나 경험은 잠시일 뿐 주의를 다른 곳으로 바꾸면 의식은 그 순간 전의식이나 무의식으로 사라져 버리는 특징이 있다.

(2) 전의식(Preconsciousness)

'이용 가능한 기억'이라고 불리며, 의식의 부분은 아니지만 조금만 노력하면 의식 속으로 떠올릴 수 있는 생각과 감정들을 포함한다. 무의식과 의식을 연결시켜 주는 교량 역학을 하는데 치료과정에서 무의식의 내용은 전의식을 거쳐 의식이 된다. 반면, 일상생활에서의 의식은 주의가 집중되지 않으면 전의식으로 사라졌다가 무의식에 묻히게 되는 특징이 있다.

(3) 무의식(Unconsciousness)

Freud가 말한 가장 중요한 의식수준으로 대부분의 인간행동의 동기로 작용하며, 성격 문제 또한 무의식에 의한 것으로 마음속 깊이 억압된 사고와 감정, 기억들이 저장되어 있다. 무의식은 말실수나 망각을 통해서 추측할 수 있는데, 대표적인 것은 바로 꿈이다. 꿈은 무의식적인 욕구와 소망, 갈등이 상징적으로 표현되는 것이다. Freud는 전체 마음 중 의식은 얇은 표면이며, 빙산의 대부분이 수면 아래 있는 것처럼 마음의 대부분은 무의식에 존재한다고 보았다. 인간의 모든 심리현상은 무의식적 동기에서 비롯되는데, 이를 적절히 억압하지 못할 때 신경증적인 증상이나 행동이 나타난다.

무의식의 발견: 우리의 행동과 느낌, 사고, 상상, 창의적 작업 등의 원천과 원인은 대개 무의식에 잠재되어 있다. 비논리적이고 모순적이며, 시간과 공간개념이 무관하다.

5) 방어기제(Defense Mechanism)

자아가 강한 압력이나 불안으로부터 자신을 보호하기 위한 수단으로 그 종류가 다양하다. 발달수준이나 불안의 정도에 따라 크게 건전한 방어기제와 불건전한 방어기제로 나뉜다.

(1) 억압(Repression)

의식에 사고를 제거하고 감정만 남겨두는 것이며, 망각과는 달리 억압된 정보는 여전히 기억체계 내부에 보존된 상태로 남아 있게 된다. 또한 본능적 욕구나 사회적으로 금지된 욕망의 노골적인 표현을 막을 수 있어서 개인이 사회적 · 도덕적으로 순응하고 생활에 잘 적응할 수 있게 한다. 억압의 대표적인 예는 오이디푸스 콤플렉스이다. 억압이 무의식적이고 비자발적인 반면, 억제나 제지는 의식적이고 자발적으로 생각과 느낌을 억누르는 것을 의미하는 점에서 구별된다.

(2) 투사(Projection)

자기 내면의 문제를 다른 사람에게로 전가하는 것이다. 주로 타인에게서 인정받고자 하는 욕구가 좌절되는 상황에서 나타나고 자신에게 도움을 줄 수 있는 주변 사람들조차 도저히 믿을 수 없는 존재로 만들어 버리는 경향이 있다.

(3) 반동형성(Reaction formation)

내부의 욕구를 수용하기 힘든 상황에 처했을 때, 자신이 정말로 원하는 것과는 정반대의 행동을 나타내는 것이다.

(4) 승화(Sublimation)

내부의 욕구를 순화시켜 보다 문화적인 형태로 표현하는 것이며, 본능·양심·대인관계라는 세 마리 토끼를 동시에 쫓는 역할을 하는 것을 말한다.

(5) 합리화(Rationalization)

상처 입은 자아를 설명하기 위해 '타당한' 이유를 조작하는 것으로 행동을 정당화하고 실망과 관련된 충격을 경감시키는 데 도움을 준다.

(6) 주지화(Intellectualization)

의식에서 감정을 사라지도록 하는 대신 관념만을 남겨두는 것이다. 고통스러운 상황에서 감정적인 동요를 보이지 않고 초연해질 수 있지만, 부자연스러운 삶의 논리를 가지고 살아간다는 점에서 다른 사람들의 공감을 이끌어내지 못하는 경향이 있다.

(7) 전치(Displacement)

정서적인 주의를 위협적이거나 불쾌감을 주는 것으로부터 상대적으로 견디기 쉬운 대상으로 옮아가는 것을 말한다. 한 대상에 대한 감정이 또 다른 대상으로 자유롭게 옮아가는 것이고, 가족을 잃은 사람이 난초를 키우는 데 적극적인 관심을 쏟게 될 수도 있다.

(8) 퇴행(regression, 고착)

어렸을 때의 행동양식으로 되돌아가는 것으로 극심한 스트레스나 극단적인 곤경에 직면했을 때, 미성숙하고 부적절한 행동을 고수함으로써 불안에 대처하고자 한다.

6) 미술심리치료에의 적용

정신분석적 미술심리치료는 Freud를 중심으로 한 정신분석가들이 사용하는 자유연상법이나 꿈의 해석과 전이의 해석 등의 기법을 사용하는 미술심리치료를 말한다. 1905년 Freud는 한스 아동 치료 때 꿈, 무의식을 언어화하는 것의 어려움을 그림 그리기로 사용하였으며, Jung은 만다라를 통해 무의식적 환상이나 느낌을 시각적인 형태로 표현하였다. Naumberg는 정신분석적 접근으로 치료하는 데 있어서 환자들이 그린 그림이 상당히 도움이 된다는 것을 발견하고, 1940년대부터 정신분석적인 방법을 미술심리치료에 도입하여 치료적 측면(Art In Therapy)을 강조하였다. 기본 가정은 환자의 무의식적 사고와 감정이 그림에 직접적으로 표현된다는 것이다. 치료자와 환자 사이의 치료적 관계 형성, 전이의 해결, 자유연상, 환자들에게 주제를 주기보다는 환자가 그리고 싶은 대로 그리는 자발적 그림을 중시한다. 환자의 표현을 통해 무의식의 세계를 방출시키는 데 역점을 두고 그림이 환자의 통찰을 기초로 형성된다고 본다. Kramer는 미술에 중점을 두고 마음이 병든 사람이 예술창조로 치료된다고 주장하였으며, 'Art As Therapy' 치료로서의 미술에 중점을 두었다. 기본 가정은 그림의 치료적 속성은 그림에 대한 환자의 연상을 통하여 자기표현과 승화작용을 함으로써 자아가 성숙하는 데 있다. 미술작업을 통하여 환자 자신의 파괴적이고 반사회적 에너지를 분출함으로써 그것을 감소시키거나 전환시킨다. 미술작업과정에서 자신의 원시적 충동이나 환상에 접근하면서 갈등을 재경험하고 자기훈련과 인내를 배우는 과정 속에서 그 갈등을 해결하고 통합하였다. 치료자의 역할은 환자가 만든 작품을 해석하는 것이 아니라 승화와 통합과정을 도와주는 것이다. Ulman은 Naumburg와 Kramer의 '미술심리치료'와 '치료로서의 미술'을 통합하였다. 미술심리치료는 치료적 측면과 창조적 측면을 모두 내포하고 있음을 주장하였다.

(1) 정신분석적 미술심리치료의 목표

억압된 무의식의 표출과 내담자로 하여금 이전에 숨겨왔던 생각과 느낌이 어떻게 자신의 행동과 연관되는지 그 의미에 대해 통찰을 얻도록 돕는 것이다. 치료과정에서 전이에 대한 내담자의 통찰력을 기르도록 도와주며, 통찰을 통하여 학습된 것을 일상생활에서 지속적인 훈습을 통하여 재학습할 수 있게 도와준다. 퇴행, 카타르시스, 인식, 승화, 자아 수용에 이르게 한다.

(2) 정신분석적 미술심리치료의 과정 및 방법

내담자에게 자유롭게 미술재료를 선택해서 원하는 대로 그려보도록 제안하고 내담자의 말과 행동을 관찰하고, 미술작품에 대한 특정한 연상에 대해 질문한다. 미술작품을 통해 투사된 내담자의 반동현성, 승화 같은 방어기제들이 내담자의 무의식과 어떤 관계가 있는지 무엇을 방어하는지 탐색하고 해석한다. 미술작품의 상징성을 통해 무의식에 억압되어 있는 것을 표출하고 언어로 표현할 수 없는, 표현하지 않은, 표현되지 않은 단면을 포착한다. 위장된 상징은 자기방어, 표현이 곤란하다. 자발적인 미술표현을 통하여 이미지를 표출하는 것이 바로 무의식을 의식화하는 것이다. 예로, 난화나 핑거페인팅 등을 통해 연상되는 것을 그리게 하여 무의식적 동기를 밝힌다.

① 자유연상, 꿈, 저항 · 전이의 분석, 해석기법 사용: 그림이나 창조적 매체를 통해 표현하게 하며, 내담자가 자발적으로 하는 말이다.

② 저항: 무의식 세계를 다루지 못하게 하는 모든 방어적인 행동(미술활동 하지 않기, 그림을 그렸다 지우기, 지우기를 반복하기 등)

③ 승화: 창조적인 미술활동을 통해 심리적 성장을 가져올 때 일어나고, 대상의 변화, 지향하는 목표의 변화, 에너지 종류의 변화가 나타나야 진정한 '승화'이다.

2. 분석심리학적 미술심리치료

분석심리학적 치료는 의사, 심리학자 등 과학적 사고에만 길들여져 있는 사람들에게는 이해하기 어려울 뿐 아니라 많은 오해를 불러일으킬 수 있는 분야(철학적 성격)로, Jung은 환자의 효과적 치료를 위해서 가능한 많은 치료기법을 습득할 것을 권고하였다. 개성화(자기의 전체 인격을 실현)는 다른 자기개념, 자아, 원형과 얽혀 있는 개념이며 마찬가지로 의식과 무의식적 요소들의 통합과도 관련된다. 따라서 인격체계는 의식화되어야만 개성화될 수 있고, 인격의 통합이 매우 중요하다고 본다.

1) 주요 개념

(1) 인간관

목적론적 인간관으로서 정신의 미래지향성 · 목적론적 관점을 인과적 관점과 마찬가지로 중요시한다.

(2) 정신의 구조와 기능

Jung 심리학에서는 인격 전체를 정신(psyche)이라고 부른다. 그는 인간이 이미 전체성을 가지고 있으며, 하나의 전체로 태어난다고 보았다. Jung에 의하면 인간이 일생을 통해 해야 하는 일이 타고난 전체성을 최고도의 분화, 일관성, 조화에로 발전시키는 것과 그것이 제각기 흩어져 제멋대로 움직이고 갈등을 일으키는 여러 체계로 분열되는 것을 막는 것이다. 정신은 의식, 개인 무의식(personal unconscious), 집단 무의식(collective unconscious)으로 나뉜다.

① 의식

의식은 한 개인이 자기 자신에 대해 그리고 사고, 느낌, 환상, 감각, 정서를 포함하여 주변의 환경들에 대해서 자각하고 있는 모든 것이며, 자아는 의식의 중심부에 존재하는 것으로 인간에게 자신의 목적과 정체성을 부여하는 것이다.

② 무의식

창조적 기능을 가진 것이며, 인간의 무의식은 위험한 충동의 도가니가 아니므로 방어보다 창조적인 것의 실현이 중요하고 정신적 상처를 찾아내는 일보다 극복할 수 있는 무의식의 치료적 기능을 촉진하는 일을 강조한다.

개인 무의식은 이미 한 번 의식되었다고 할 수 있는 한 개인의 과거사에서 비롯된 무의식의 내용으로 Freud의 주장처럼 성애적이고 공격적인 것뿐만 아니라 개인이 진정으로 의식의 삶에서 구체화되어야 할 개인적인 것, 현실세계의 도덕관이나 가치관 때문에 현실에 어울리지 않아 억압된 여러 가지 내용 등이 포함되어 있다. 집단 무의식의 내용은 원형으로 구성되어 있다. 원형이란 지리적 차이나 문화, 인종의 차이에 관련 없이 존재하는 인간의 가장 원초적인 행동유형이며 신화를 산출하는 마음속 종교적 원천 등을 말한다.

(3) 자아(Ego)와 자기(Self)

자아는 총체적 성격의 의식적 측면으로 의식의 중심에 자아가 있다. 가장 건강하게 자신을 지켜줄 수 있는 힘이며, 의식적 지각, 기억, 생각, 감정으로 구성된다. 의식의 주체이다. 자기의식과 무의식을 모두 포함하는 전체 정신의 중심, 원형의 중심, 핵이다. 숨어 있는 상징을 이해(원형 이해)함으로써 가능하고 인격(부처, 예수, 어린이, 대모 등) 또는 상징을 통해 모습을 드러낸다.

자기는 심리적 개념으로 우리에게 알려지지 않은 본체, 우리의 파악 능력을 넘어서는 것을 표현하는 하나의 구조이다. 어느 정도 자기실현이 진행된 단계의 자아는 자신을 어떤 미지의 상위에 있는 주체의 객체로 인지할 수 있다. 사람들이 계속 그것을 위해 노력하지만 드물게 도달되는 생의 목표이다.

(4) 그림자

의식적 자아의 무의식적 표현(즉, 우리의 다른 측면)이다. 우리 성격의 어둡거나 사악한 면, 공격적이고 부도덕한 면을 나타내며, 억압되어 있다. 왠지 낯설고 원시적이며 적응 안 되는 부분, 동물적 본성을 많이 포함하고 있다. 의식에서 배척·억압되어 무의식에 남아 있는 성격의 일부이다. 다른 대상으로 투사되거나 자아가 그것을 처음 의식할 때는 미숙하고 열등하게 보는 부정적인 인상을 주는 것들이어서 자신의 일부로 받아들이기 꺼린다.

그림자와의 만남은 외부세계의 모든 구체적 관계(동성친구, 동료, 형제, 직장상사 등)에서 내면의 상징적 형태(꿈)에서 나타난다. 그림자는 본래부터 그렇게 악하고 부정적인 것이 아니라 그늘에 가려져 있어서 분화될 기회를 잃었을 뿐 그것이 의식되는 순간 그 내용들은 창조적이며 긍정적인 역할을 한다.

(5) 페르소나(Persona)

고대 그리스 배우들이 쓰던 일종의 가면을 뜻한다. 집단이 나에게 요구, 기대하는 역할을 말한다. 자아가 외부세계에 적응하는 데 필요한 행동양식이다. 자아가 외부세계와 관계를 맺게 해주는 관계기능을 가진다. 페르소나에 압도되어 있는 사람은 페르소나와 미처 발달하지 못한 자아의 인격 사이의 갈등으로 자신의 본성과 점점 멀어져 긴장 속에 살게 된다. 페르소나가 팽창된 사람은 자만심이 커지고 자신의 기대에 못 미치는 삶을 살 경우 열등감과 자책감에 빠져서 살게 된다. 현실적응에 필요한 부분과 외부세계와 관계를 맺어주는 부분이다. 생의 초반(사춘기 청소년 시기)에는 페르소나를 강화, 후반에는 페르소나에서 벗어나야 잘 적응하는 것으로 본다.

(6) 아니마(Anima)와 아니무스(Animus)

무의식에 있는 내적 인격의 특성이다. 남성의 무의식 속에 있는 여성적 요소를 '아니마', 여성의 무의식 속에 있는 남성적 요소를 '아니무스'라고 한다. 남성성은 정신지향과 사회지향을 말하고 여성성은 사랑과 관계지향을 말한다. 아니마 즉, 남성의 무의식 속에 숨어 있는 모든 여성적 심리경향의 출현 형태는 내면의 꿈이나 환상에서 나타난다. 외부세계의 어떤 이성에 투사되는 경우를 외부라고 하며, 첫눈에 반하여 갑

자기 사랑을 하는 경우 등에서 나타난다. 아니무스는 여성의 무의식 속에 숨어 있는 모든 남성적 심리경향을 말한다.

(7) 콤플렉스(Complex)

개인 무의식의 내용들이 모여 하나의 집단을 형성하는 것을 콤플렉스라고 한다. 외상을 받은 경험의 덩어리를 말한다. 인간은 열등감이 없을 때, 자율의지에 따라 움직인다. 독립적이고 추진력을 가지고 있으며, 우리의 사고와 행동을 매우 강하게 지배할 수 있다. 분석치료의 목적은 의식화를 통해 콤플렉스를 해소하고 그 지배로부터 해방시키는 것이다.

2) 미술심리치료에의 적용

Jung의 치료 구상은 모든 생명체가 가지는 자연스러운 성장경향, 즉 완성으로 나아가고자 하는 경향에 근거를 두고 있다. 그는 성장과 자기발전의 능력, 더욱 분화된 특별한 형상의 계발을 통하여 문제점들을 초월하는 능력, 우리 누구에게나 잠재된 이러한 능력에 치료구상의 초점을 맞추었다(Riedel, 1992).

Jung은 인간의 내면적 심상인 상징과 꿈을 통하여 일상적 의식의 세계가 아닌 다른 깊은 곳, 즉 무의식의 세계에 성장의지가 존재한다는 것을 증명하려 하였다. 그는 '환자는 내면의 심상인 그림을 그리는 행위를 통해서 자기 자신을 형상화할 수 있다'고 주장한다(정여주, 2003). 그리고 Jung은 무의식으로부터 나온 이미지를 탐색하는 것이 심리학적으로 가치가 있다고 보고, 꿈이나 상상을 시각적으로 표현하기를 권했다. 집단 무의식은 개인 무의식을 통해 표현되고, 개인 무의식은 콤플렉스에 의해 체제가 갖춰진다. 모든 콤플렉스의 뒤에는 원형이 내재하며, 집단 무의식은 원형이 있는 보물창고와 같다(문진아, 2007). 이 무의식의 영역에 잠재된 원형들은 꿈이나 환상을 통해 나타나기도 하지만 인간의 창작물들을 통해 드러나기도 한다. 그러므로 심리적 억압을 해소하면서 자연스럽게 콤플렉스를 의식화하는 수단이 된다.

Jung은 그림과 같은 미술행위를 통해서 막연하고 표출할 수 없는 것, 즉 무의식의 그림자에 형태를 만들어서 어느 정도까지는 그 참된 의미를 이해할 수 있고, 나아가 그것을 받아들이게 할 수 있다고 보았다. 이는 지적인 탐구가 아닌 내적 및 외적 실체에 대한 잠재적 통찰을 불러일으키는 상징으로서 심상을 다루고 있다. 그의 미술심리치료에서는 즉흥적 판타지, 적극적 상상 및 꿈은 한 개인의 무의식적 내용을 투사할 뿐만 아니라 인류의 경험이 내재된 원형적 집단 무의식도 그림에 상징적으로 표현되기 때문에 미술심리치료기법으로 적극적 상상을 많이 사용하고 있다.

3. 인간중심적 미술심리치료

인간에게는 스스로 자신의 길을 발견하고 성장해나갈 수 있는 잠재능력이 있다는 전제하에 상담자의 역할은 내담자가 자신의 문제 해결능력을 스스로 되찾고 인간적인 성숙을 기할 수 있도록 돕는 것이다.

1) 주요 개념

(1) 인간관

인간은 본질적으로 신뢰로운 존재로 사람은 본질적으로 선하고 신뢰할 수 있으며 긍정적·진보적·건설적·현실적인 존재이다. 때로 신뢰할 수 없는 방식으로 행동하고 남을 속이거나 미워하며 잔인한 행동을 저지르는 사람들도 있으나 이는 방어성에서 나온 것일 뿐 본질적으로는 선하다. 존엄성과 가치가 있는 존재로 사람은 누구나 그 자체로 존엄성과 존재 가치가 있다. 앎의 권리를 침해하지 않는 한 사람은 자신의 생각과 의견을 가지고 운명을 통제할 수 있으며, 흥미와 관심을 자유롭게 추구할 수 있는 권리가 있다.

현상학적 조망이란 사람마다 특수한 경험 세계인 현상적 장이 각 사람의 행위를 결정하므로 대상이나 사건 자체보다 현실에 대해 개인이 어떻게 지각하고 이해하는가에 의해 행동양식이 결정된다는 의미이다. 현상적 장은 개인의 사적·주관적 경험의 영역이다. 따라서 상담자는 내담자와 현상학적 세계에 초점을 맞추고 내적 조회 체계를 이해하기 위해 노력해야 한다. 인간은 실현경향성이 있는 존재로, 즉 유기체를 유지·성장시키는 방향으로 제반 능력을 발달시키고 타고난 성향이 있는 존재이다. 이는 유기체를 동기화시키는 주된 힘이자 기능으로 일반적인 욕구와 동기를 비롯하여 신체성장, 성숙, 친밀한 대인관계 욕구, 그리고 자율성 욕구를 포함하는 개념이다.

(2) 자기(Self)

자기는 개인의 현상학 혹은 지각적 장의 분화된 부분으로 I, me의 의식적 지각과 가치를 포함하는 개념이다. 자기는 개인이 경험하는 주관적 세계를 상징화하고 조직해 나가는 역할을 한다. 개인이 의식할 수 있고 무의식적 정신작용까지 통합하는 기능이 있다는 점에서 정신분석적 자아(ego)와 구분된다.

(3) 자기개념

현재 자신의 모습에 대한 인식으로 앞으로 자신이 어떤 존재가 되어야 하고 어떤 존재가 되기를 원하고 있는지에 대한 인식으로 구성된 자기상이다.

2) 미술심리치료에의 적용

인간중심접근의 미술심리치료의 목표는 감정을 평가하는 것이 아니라 미술 양식을 통해 그가 진정한 표현으로 변화하는 개인을 돕는 데 있다. 인간중심 미술심리치료의 목표는 사랑과 돌봄, 강함과 약함, 사적인 것과 친밀성, 협력과 경쟁, 의존과 독립, 지배와 복종, 희망과 절망, 인격의 발달 속에 있다. 인간중심의 미술심리치료자는 도덕적·판단적 태도를 배제한다. 내담자와 치료자 관계에서는 변화하고 성장하기 위한 인간의 자원을 이용하는 수단으로서의 창조적인 미술표현을 강조한다. 적극적으로 공감하는 '바라보기'가 중요하다. 적극적으로 공감하는 바라보기는 인간의 창조적인 과정과 심상에 충분한 돌봄을 제공하는 치료자의 능력이다. 미술을 통해 표현하는 인간과의 소통은 작품의 해석이 아니고 인간이 미술을 통해 소통한 것이 무엇인지 치료자가 이해하고 종합하는 것을 돕기 위한 것으로 주의 깊은 질문이 필요하다.

인간중심접근의 목적은 사람에게 미술표현의 내용을 점차적으로 반영하고 작품을 만든 사람으로부터 정화작용을 받는 것이다. 인간중심접근 미술심리치료는 치료사에게 말로 설명하는 것에 더해서 인간이 느끼고 생각하는 것을 볼 수 있고 허용할 수 있는 것까지 추가된 이익을 제공한다. 창조적인 작업이 심미적이거나 아름다울 필요는 없지만 작업의 목적이 양식을 통해 생각과 감정을 표현하고 이완하는 것이라고 전달하는 것은 중요하다. 인간중심 미술심리치료는 치료에서 자기지시와 자기평가, 책임감을 격려하기 위하여 창조적인 작업에서의 평가와 간섭을 피해야 한다.

4. 인지행동적 미술심리치료

인지적 접근은 개인의 사고방식, 신념, 인지구조와 내용을 강조하는 입장으로 최근 들어 가장 널리 적용되는 접근방식이다. 인지적 접근을 하는 임상가들은 정신장애를 가지고 있거나 이상행동을 하는 사람들은 여러 가지 인지적 왜곡을 가지고 있기 때문이라 하였다.

1) 기본 전제

인지적 접근에서는 이상행동에 대한 인지적 입장은 다음의 몇 가지 전제를 가정하고 있다. 첫째, 인지(사고)가 정서 및 행동에 영향을 준다. 둘째, 인지는 검색되고 변화될 수 있다. 셋째, 인지변화는 행동변화를 가져온다. 넷째, 정서장애와 행동장애는 비적응적 사고과정의 결과이다. 인지적 과정에서의 왜곡과 결손이 정신장애를 유발하는 주요 원인으로 보고 있다. 그러므로 인지적 측면에 대한 왜곡을 적응적인 인지로 바꿔줄 수 있다는 전제를 통해 적응적인 인지를 가지고 있으면 이상행동에 변화가 있을 것으로 보았다. 이에 인지적 접근에서는 불안감은 불안이 생성되는 자동적 사고를 통해 유발된다고 보았다. 예를 들면, 개를 보면 불안해지는 사람은 "개가 나를 물거나 상처를 낼 거야"라는 식의 불안유발 사고를 가지고 있다.

2) 인지적 접근의 치료

(1) Ellis의 합리적-정서행동치료(Rational-Emotive Behavior Therapy)

Ellis는 인본주의적·철학적·행동적 심리상담 및 치료를 결합하여 합리적 정서치료를 만들어냈다(Rational Emotive Behavior Therapy; REBT). 정서장애는 왜곡된 지각과 비합리적이고 자기패배적인 신념에 의해 발생한다. 비합리적이고 자기패배적인 신념은 사람들이 스트레스에 대처하기 위해 스스로 다짐하는 자신의 말(self-talk)에서 시작된다고 하였다. 비합리적인 신념은 평소 반복되고 과도하게 학습된 것이기에 자동적으로 일어난다. 예를 들어, 평소 아무런 어려움이 없었지만 어쩌다 실수로 물을 쏟은 경우에도 "물을 쏟다니 난 바보야. 앞으로 물이 든 컵을 옮기게 되면 또 물을 쏟을 거야"라고 스스로에게 자동적으로 이야기한다. Ellis의 합리적 정서행동치료는 ABCDE 모형을 가지고 있으며, 자세한 내용은 다음 [표 1]과 같다.

[표 1] Ellis의 ABCDE 모형

A(Antecedents Event)	선행사건으로 개인의 행동이나 태도를 말한다.
B(Beliefs)	신념 또는 믿음으로 내담자가 가지고 있는 일반적인 생각들이다.
C(Consequence)	결과단계에서는 선행사건이 내담자의 생각을 통해 어떤 결과로 나타나며, 이러한 결과는 정서적 및 행동적인 것으로 드러난다.
D(Debate or Dispute)	논박단계로 이전에 가지고 있던 생각에 대해 심리상담을 통해 배운 적응적 사고와 합리적인 이론들을 통해 논박을 하여 생각을 바꾸는 과정이다. 이 과정이 바로 인지적 재구성(cognitive restructuring)이 일어나는 단계이다.
E(Effect)	효과단계에서는 인지적 재구성을 통해 논박단계 이전에서 경험했던 정서적 및 행동적 반응에 변화가 나타난다.

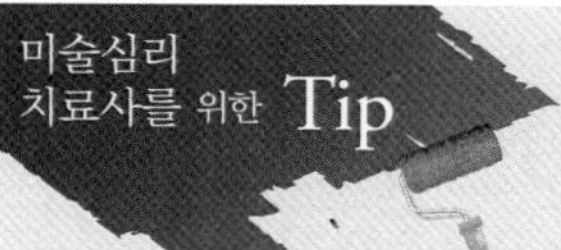

비합리적 신념

비합리적인 신념들에 대한 치료자의 논박을 통해 내담자는 인지적 재구성을 하여 적응적인 정서적 및 행동적 반응을 하게 되는 것이 치료과정이다.

비합리적인 신념의 예

- "나는 모든 사람으로부터 인정과 애정을 받아야 한다."
- "가치 있는 사람이 되려면 모든 일에 탁월한 실력을 보여야 한다."
- "내 인생에는 오점이나 실수가 없어야 남에게 존중받을 수 있다."

※ 치료자는 구체적인 신념을 논박하지만, 개인의 인격 전체를 비난하지 않도록 주의해야 한다.

(2) Beck의 인지치료

인지치료는 인간은 자신의 문제를 이해하고 해결할 수 있는 지각능력과 의식기능을 가지고 있다고 전제하고 있다. 이상 행동과 부적응 행동에 대해서는 아동기에 역기능적 가정에서 생활 사건을 통해 자동적 사고와 부정적 정서 및 행동을 습득하는 것으로 설명하고 있다. 이에 문제를 가진 사람들은 인지적 왜곡과 오류를 가지고 있으며, 이로 인해 부정적인 자동적 사고가 유발되는 것으로 본다. 인지치료의 치료과정에서는 스스로 자신의 왜곡된 인지와 오류를 깨닫도록 질문을 하며, 이러한 질문법을 소크라테스식 방법(Socratic Method)이라 부른다. 인지치료의 원리는 우리의 내적인 대화, 즉 사고가 감정과 행동을 형성함에 있어서 주요한 역할을 한다. 정서적으로 어려움을 겪는 사람들에게는 자신을 폄하하고 비난하는 방향으로 현실을 지각하는 논리적 오류를 범하는 경향이 있다. 따라서 역기능적인 정서와 행동을 변화시키기 위한 가장 직접적인 방법은 부정확하고 역기능적인 사고를 수정하는 것이다.

Beck은 우울증 환자들이 보이는 '자동적 사고'에 관심을 가졌다. 자동적 사고는 특정한 자극에 의해 촉발되는 개인화된 생각으로서 정서적 반응을 일으킨다. 즉, 의식적인 노력이나 선택 없이도 반사적으로 일어나며, 과거의 경험으로부터 생성된 신념이나 가정들을 반영한다.

① 자동적 사고(Automatic Thoughts)

자동적 사고는 특정한 자극에 의해 촉발되는 개인화된 생각으로서 정서적 반응을 일으킨다. 즉, 의식적인 노력이나 선택 없이도 반사적으로 일어나며, 과거의 경험으로부터 생성된 신념이나 가정들(assumptions)을 반영한다.

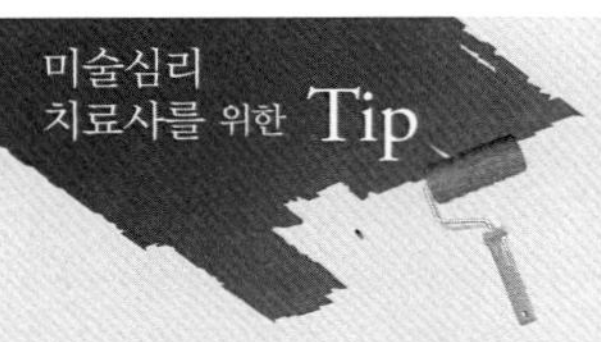

- 자동적 사고는 경험으로 학습된다.
- 자동적 사고는 언어, 이미지 또는 둘 다의 형태로 나타난다.
- 자동적 사고는 아무리 비합리적이라 할지라도 믿어진다.
- 자동적 사고는 흔히 당위성을 가진 말로 표현된다.
- 자동적 사고는 객관적인 증거에 반하더라도 지속되고 중단하기가 쉽지 않다.

② 인지 왜곡(Cognitive Distortions)

정보처리가 부정확하거나 비논리적이고 비현실적인 것을 의미하는데, 그릇된 가정과 생각으로 이끈다. 왜곡되고 부정적인 사고는 부정적이고 과대한 감정들을 발생시킨다. 따라서 무언가로 울적해지거나 기분이 나쁘다면 방금 전에 떠올랐던 부정적인 사고를 찾으려고 노력해야 한다. 왜곡된 사고는 우리 삶의 한 부분으로 자리 잡았기 때문에 별다른 노력 없이도 자발적이고 자동적으로 떠오른다.

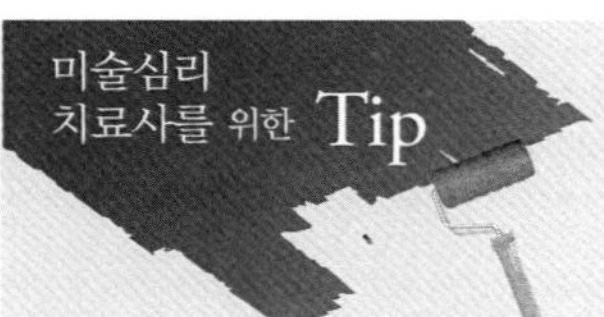

1. **이분법적 사고, 흑백 논리**(all-or-nothing thinking; dichotomous thinking)
   - 개인의 특성들을 극단적이고 흑백 논리에 의해 평가하는 경향성을 의미한다. ex) 성적이 항상 A였던 학생이 한 시험에서 B를 받았을 때, "나는 인생의 실패자야"라고 할 때 나타나는 사고이다.
   - 흑백 논리적 사고는 완벽주의(perfectionism)의 기초를 형성한다.
   - 어떠한 실수나 완벽하지 못한 모습을 발견하면 완전한 실패자라고 생각하고 자신을 부적절하고 가치가 없다고 느끼게 된다.

- 이 세상에 완전히 이쪽 면이 아니면 저쪽 면은 존재하지 않기 때문에, 이런 식의 사고는 근본적으로 비현실적이다.
- 이 세상에 절대적인 것은 존재하지 않는데, 자신의 경험을 절대적인 범주들에 끼워서 바라보면 현실에 기초한 지각을 할 수 없을 뿐만 아니라 자신이 세운 과장된 기대에 결코 맞출 수 없기 때문에 끊임없이 자신을 폄하하고 비난하고 불만족하게 된다.

2. 과잉 일반화(over generalization)

한 번 일어난 일이 앞으로도 계속 모든 상황에서 일어날 것이라고 임의적으로 결론짓는 것을 의미한다. ex) 대기업에 이력서를 냈다가 떨어진 남자가 "난 앞으로 어떤 기업에 서류를 내더라도 계속해서 퇴짜를 맞을 거야. 나를 필요로 하는 직장은 없어"라고 생각하는 것은 과잉 일반화에 의한 인지적 왜곡이다.

3. 선택적 추상(mental filtering)

- 모든 상황에서 부정적인 것들만을 골라서 생각하고, 결국 세상이 부정적이라고 인식하는 것을 말한다.
- 긍정적인 것들은 인식하지 않고 의식하는 모든 것이 부정적인 것들이다.

4. 긍정 격하(disqualifying the positive)

- 중립적인 것들, 심지어 긍정적인 경험들까지도 부정적인 것으로 변형시키는 것이다.
- 긍정적인 경험들을 단순히 무시하는 데 그치는 것이 아니라 교묘하게 부정적인 것으로 바꾸어 버린다.
- 일상생활에서 누군가가 우리의 옷차림새나 우리가 한 일에 대해 칭찬을 할 경우, 스스로에게 "저 사람들이 착해서 나한테 저런 이야기를 한 거야" 혹은 "응, 아무것도 아냐"라고 말할 때 이런 경향의 사고를 보인다.

5. 섣부른 결론에 도달하기(jumping to conclusions)

- 사실로서 입증되지 않은 내용을 부정적으로 결론 내리는 것을 말한다.
- 독심술(mind reading)과 점쟁이 오류(the fortune teller error)가 있다.
  - 독심술(mind reading): 다른 사람들이 나를 깔보고 폄하하고 있다고 가정하는 것을 말하는데, 이런 생각이 너무 확고해서 과연 다른 사람들이 그렇게 생각하고 있는지를 확인할 필요를 느끼지 못한다. ex) 수업 중에 조는 학생을 발견했을 때, 그 학생이 지난밤에 늦게까지 공부하느라 잠을 못 자서 수업시간에 존다는 생각은 하지 못하고 "내 수업이 지루한 거야"라고 결론 내리는 경우이다.
  - 점쟁이 오류(the fortune teller error): 이것은 당신에게 오로지 불행만을 예언해주는 수정구슬을 가지고 있는 것과 같다. 안 좋은 일이 일어날 거라 상상하는데, 이러한 예언이 비현실적임에도 불구하고 하나의 사실로서 받아들인다.

6. 극대화(magnification)/극소화(minimization)

- 극대화는 자신의 실수, 두려움, 완전하지 못한 점들의 중요성을 과장할 때 나타나며, 일반적으로 일어나는 일상생활의 부정적인 일들을 마치 큰 재앙이 닥친 것처럼 과장해서

반응한다는 의미로 "파국화(catastrophizing)"라고 불리기도 한다.
- 극소화는 자신의 장점들을 아주 작고 중요하지 않은 것으로 보는 것을 말한다.

7. 정서적 추론(emotional reasoning)
- 자신이 느끼는 정서적인 반응을 사실(진실)의 증거로 삼는 것을 말한다. ex) "난 죄책감이 들어. 따라서 내가 무슨 큰 잘못을 저질렀음에 틀림없어", "너무 당황스럽고 절망스러워. 그러니까, 내 문제들은 절대로 풀리지 않을 거야" 등과 같이 생각하는 것이다.
- 우울증에 걸리면 모든 일이 부정적으로 느껴지는데, 따라서 모든 일이 자신에게 부정적이라고 생각하게 된다.
- 우리의 감정은 우리의 사고와 신념을 대변하는 것이기 때문에 이런 식의 추론은 잘못된 것이다. 즉, 우리의 사고와 신념이 비합리적이어서 그런 느낌을 만들었을 뿐이지 세상이 그리고 우리가 부정적인 것이 아니다.

8. 당위론적 진술(should statements)
- "~해야만 해"라고 말하는 것은 보통 자신이나 타인을 동기화시켜서 어떤 일을 하도록 유도하기 위해 하는 말이다.
- 당위론적인 말들은 오히려 자신과 타인에게 압력으로 작용해서 화를 불러일으키는 반면, 당위론적 말을 듣는 사람을 무관심하게 만들어서 하고자 하는 의욕을 감퇴시키기도 한다.
- 스스로에게 당위론적인 말을 하는 사람이 자신이 세운 기준에 못 미칠 경우에 자기혐오, 수치 혹은 죄책감과 같은 부정적인 감정들을 느끼게 된다.
- 당위론적 말을 하는 사람은 자신이 세워놓은 기준에 타인이 미치지 못하는 경우 과도하게 그 사람을 불신하게 되고 갈등을 조장하게 된다.

3) 미술심리치료의 적용

인지행동 미술심리치료는 인지행동이론을 통한 치료에 미술심리치료활동을 도입한 것으로써, 왜곡된 인지에 대한 타색과 왜곡된 인지의 현실검증을 하고 그에 대한 교정 작업이 이루어지며 그것이 유지되고 지속될 수 있도록 하는 작업이다. 이러한 작업 과정을 미술매체를 통해 안전하고 실제적으로 경험하여 볼 수 있다. 또한 집단활동을 통해 긴장이나 불안을 완화시켜 주고 자연스럽게 자신을 표현할 수 있는 것을 말한다. 인지적 반응 표상에 대한 반응을 경험하고 축척시켜 나가는 중재전략인 인지행동치료와 정서적 경험에 기반을 두는 미술심리치료가 접목된 것으로 개인의 상황과 사회적 상황을 미술로 표현함으로써 문제 해결능력을 증가시킨다(Rosal, 1993, 1996).

03

미술심리치료의 과정

1. 미술심리치료의 유형별 형태

심리상담이나 치료에서 행하고 있는 방법을 대상의 구성에 따라 구분한다면, 개인과 집단치료로 나눌 수 있다. 집단상담과 개인상담은 서로 다른 여러 가지 장점과 특징을 갖는다. 반면, 다른 모든 접근방법과 마찬가지로 제한점을 갖기도 한다. 상담자가 이러한 특성과 장단점, 차이점을 알고 있으면 유형별 상담의 효과를 최대한 활용해볼 수 있다. 따라서 미술심리치료도 개인치료와 집단치료로 나누어 실시하며, 어떤 심리치료의 이론을 기본관점으로 하느냐에 따라 그 진행절차에 차이가 있다.

1) 집단상담과 개인상담의 공통점과 차이점

집단상담과 개인상담은 목표, 기본절차, 기법에 있어서 많은 공통점이 있다. 우선 집단상담이나 개인상담 모두 내담자로 하여금 현실생활에서 부딪히는 문제 해결이나 인격의 통합, 자기이해의 촉진을 달성하도록 돕는다. 또한 상담 장면에서는 허용적이고 지지적인 분위기 속에서 자신의 내면과 감정을 탐색하도록 격려 받는 것도 공통점이라고 할 수 있다. 상담기법 면에서도 유사점이 있다. 상담의 기본기법은 내담자의 이야기를 경청하고 중요한 감정을 반영해주며 요약, 해석 등의 기법을 통해 자신의 문제에 직면하도록 돕는다.

반면, 집단상담은 개인상담과는 달리 다양한 사람들의 상호작용을 상담 장면에서 직접 경험할 수 있다는 큰 차이점을 갖는다. 한 구성원이 다양한 집단구성원들과 직접 상호작용을 함으로써, 자신의 성격이나 대인관계에서의 패턴을 즉각적으로 확인하게 되고 이를 통해 보다 생생한 교훈을 얻을 수 있다. 또한 새로운 사회적 기술을 습득하고자 할 때, 이를 집단 내에서 시연해봄으로써 훈련의 효과를 기대해볼 수 있다.

집단상담에서는 구성원들이 상담자와 다른 구성원들로부터 도움을 받기도 하지만 참여자 자신이 다른 사람을 도와주는 경험을 할 수 있다. 집단상담 분위기가 이해심 깊고 상호 수용적일수록 이런 호혜관계는 잘 이루어진다. 상담자의 입장에서 각 구성원의 감정을 이해하고 스스로 자신을 지각할 수 있도록 유도해야 할 뿐 아니라 한 구성원의 발언이 다른 구성원과 전체 집단에 어떠한 영향을 주고 있는가를 알고 있어야 한다.

(1) 개인미술심리치료

개인미술심리치료는 내담자와 일대일의 상담관계를 가지면서 미술심리치료를 실시하는 것이다. 미술심리치료로 상담과 심리치료의 의미를 가지면서 언어적 과정이 아닌 미술매체를 적용하여 작품을 창조하고 창조된 작품을 언어화하는 과정 속에서 학습과 자기성장의 변화, 정서적 문제 해결의 목표를 가진다. 개인미술심리치료도 이러한 상담과 심리치료가 갖는 목적을 가지며 이를 위해 미술매체를 적용한다. 이로써 언어적 상담에서의 제한성이나 대상에서의 제한성을 극복할 수 있으며, 내담자가 미술작업을 통하여 내면의 것을 적극적으로 표현할 수 있게 된다.

내담자에 따라서 집단상담보다 개인상담이 더 잘 적용되는 경우는 내담자가 매우 복잡한 위기적인 문제를 가졌거나 전반적으로 대인관계의 실패 경험이 많아 집단 앞에서 이야기하는 것에 두려움이 큰 경우 혹은 남의 인정과 주목에 대한 요구가 너무 강해 집단상황에 맞지 않는 경우이다. 또한 심리적으로 저항하는 사람들, 말은 할 수 있어도 언어적 치료에 저항하는 사람들의 경우에 미술을 통해 더욱 쉽게 자신의 문제에 접근할 수 있으며 청소년이나 성인의 경우에는 자폐증, 청각장애, 지적 장애, 뇌손상, 치매 등의 말을 할 수 없는 사람에게도 적용 가능하다.

(2) 집단미술심리치료

집단미술심리치료는 집단활동에 미술을 도입한 것이며, 동시에 집단상담치료에 미술을 도입한 것이다. 내담자의 내면에 간직된 감정을 자연스럽게 드러내는 것을 돕고, 언어로써 부딪히는 감정의 위기를 완화할 수 있으며 카타르시스 효과를 가지는 것과 함께 감정교류의 역할을 한다. 따라서 집단미술심리치료는 과제를 수행하는 과정에서 성취감을 맛보게 되므로 높은 자아존중감 형성에 도움을 줄 수 있고 집단구성원에게 집단의 한 일원으로서 개인적 체험을 통해서 자기통찰을 하도록 돕는다. 나아가 자신의 이미지를 시각화할 수 있으며, 작품의 미적 가치에 대한 평가보다 개인의 상상력과 독특한 개성을 중요하게 생각한다(한국미술치료학회, 1994).

집단미술심리치료는 집단원들로 하여금 그림을 매체로 내면에 있는 감정을 자유롭게 표출하게 하는 동시에 갈등을 재경험하고 자기를 인식하고 수용하는 과정에서 자기통찰 및 자발성을 향상시키고 사회참여능력을 높이며, 보다 생산적인 인간관계를 유지하게 하는 등 대인관계기술을 습득하는 과정이다(김동연, 1997).

집단미술심리치료는 집단치료자와 집단원이 자기이해, 수용, 통찰, 변화의 목적을 달성하기 위해 다양한 미술활동과 창작품에 대하여 대화하는 활동으로 구성된다. 집단미술심리치료에는 많은 유형들이 있지만 기본적으로 집단미술심리치료와 미술스튜디오로 나뉜다. 많은 집단들은 두 개념의 결합에 의해 발생된 것이다. 집단미술심리치료는 만남이나 기타 집단들이 대중화된 1960년대에 생겨난 것으로 집단 내 개인의 미술제작경험들을 강조하거나 미술활동을 통해 집단구성원 간의 의사소통집단의 역동성에 더 초점을 맞추었다.

한편, 미술작업실 또는 오픈 스튜디오는 종종 내담자를 환자보다는 화가로 간주한다. Ohio의 'The Art Studio'는 1967년 이래 신체적 질병이나 장애가 있는 사람들에게 미술심리치료 작업실을 개방해왔으며, 환자의 개인적 통찰력을 얻는 것을 목표로 하고 있다. 설립자인 Mcgraw는 미술 작업실 프로그램이 개개인의 창의적 과정의 독창성을 강조한다고 하였으며, 미술심리치료는 집단에서 미술활동을 통해 창의력을 증진, 운동이나 인식기능을 발달시키며, 새로운 정보를 배우는 실험을 장려하는 창의적 미술체험에 목표를 두었다(Malchiodi, 1998).

집단미술심리치료에서의 집단은 개인들의 단순한 집합체가 아닌 상호작용을 통해 변화를 추구하는 역동적인 집단으로 개인치료에서는 기대할 수 없었던 새로운 잠재적 치료효과를 거둘 수 있는데 Yalom(1985)은 집단의 상호작용의 가치로써 각 구성원의 피드백, 카타르시스, 의미 있는 자기표출과 사회성을 발달시킨다고 하였다. 집단미술심리치료는 미술매체를 통하여 개인의 내적인 상태를 솔직히 표현하고 미술활동이 줄 수 있는 성취감을 통해 자신감과 자기표출을 향상시킨다. 또한 공동작업을 통해 대인

관계에 필요한 감정조망능력과 자기조절력을 증진시키고 여러 사람이 집단활동을 같이 하게 되므로 자연스럽게 대인관계가 형성된다. 그리고 자기표출이 위협적으로 느껴져 집단을 회피하는 사람에게 방어를 줄여주고 자기표현의 기회와 상호 교류를 촉진시키며 인간관계 개선에 도움을 준다(황유경, 2001).

집단미술심리치료란 집단미술활동을 통하여 심리적·정서적 갈등을 완화시켜 원만하고 창조적으로 의미 있는 삶을 살아갈 수 있도록 도와주는 상담기법으로 집단 내 타인과의 상호작용을 통하여 자신의 모습을 탐색하고 이해하는 중요한 계기를 제공할 뿐만 아니라, 궁극적으로 인간의 삶의 질을 향상시키기 위한 과정이라고 할 수 있다(송정화, 2005).

집단미술심리치료의 단계와 내용의 구성은 연구마다 연구대상과 목적에 따라 연구자가 수정하여 사용하는 경우가 많다(최영선, 2003). 전미향(1997), 팽은경(2002), 홍용선(2003)은 집단미술심리치료의 단계를 초기단계, 탐색단계, 실행단계, 종결단계의 4단계로 구성하였는데 다음 [표 2]와 같다.

[표 2] 집단미술심리치료의 단계와 내용

초기단계	집단구성원 간 상호협력적인 자세로 효율적인 집단분위기를 형성한다.
탐색단계	자신의 행동에 대해 통찰하고 구성원들 간에 지지와 격려를 체험하게 한다.
실행단계	생각·감정을 긍정적으로 표현하고 자신감을 향상시키며, 바람직한 행동방안을 모색하여 일상 생활에까지 확대시켜 나간다.
종결단계	집단과정에서의 경험과 행동의 유대관계가 지속되도록 한다.

(3) 가족미술심리치료

1960년대에 접어들면서 정신의학 분야에서 가족연구에 대한 새로운 경향의 등장으로 가족 전체를 대상으로 한 역동적 가족상담기법이 고안되었다. 이것에 호응하여 Kwiatkowska(1962)는 Naumburg(1955), Sternn, Merares, Kramer 등에 의해서 확립된 정신분석적 미술심리치료의 연장으로서 가족미술심리치료법(Family Art Therapy; FAT)을 창시하였다(최외선 외, 2000 재인용). 미술심리치료나 가족치료(심리치료기법)의 하나라고 할 수 있다. 특히, 가족미술심리치료는 가족치료에 미술을 도입한 것으로 하나의 응용심리치료기법으로 미술과제가 진단과 치료의 수단으로 사용된다. 모든 가족미술심리치료는 하나 혹은 여러 가지 가족치료이론에 기초를 두고 있다. 즉, 정신분석이론, 경험주의이론, 구조주의이론, 전략이론, 의사소통이론, 행동주의이론 등이 여기에 포함된다(도향미 · 최외선 · 전정민, 1997).

미술작업은 집단의 초자아 방어나 통제를 줄이고 상호작용을 촉진하여 상징적인 이미지에 의해서 무의식적 감정을 표현시키므로 언어가 충분히 발달하지 않은 유아도 참여할 수 있고, 치료자도 함께 참가하여 직접 가족 내의 갈등을 관찰할 수 있다. 이처럼 가족 간의 커뮤니케이션 매개체로서의 역할을 한다. 더불어 과제는 참여자와 초기 경험들을 해결하고 원가족을 탐색하도록 하며, 과거와 현재의 생활사를 조사하고, 전의식적인 것들을 표면화시킨다. 또한 방어의 감소, 심리적 거리관리, 역기능적 행동형태, 지적 갈등 완화, 가족구성원들의 문제 해결능력 향상뿐 아니라 통찰력을 얻게 하며 고통스럽거나 슬픈 일을 해결하도록 돕는다.

한편, 가족미술심리치료는 가족체계이론과 미술심리치료이론을 결합시킨 것으로 미술과제가 진단과 치료의 수단으로 사용되어 정신분석학자들은 창조적인 과정이나 그림의 내용과 관련된 것을 관찰할 때 중립적인 입장에서 가족행동을 분석하였다. 경험주의자들은 내담자의 성장을 돕는 치료에서 적극적인 역할을 취함으로써 감정, 탄력성, 순수성, 인지 이해를 다루는 혁신적인 미술경험들을 가족에게 제공하였다. Bowen학파는 단위별 미술작업을 통해서 삼각관계를 강조하였으며, Minuchin의 구조주의자들은 가족의 일상적인 거래행동을 의도적으로 해석하고 구성원들에게 그들의 역할을 재배열할 것을 요구하거나 경계를 변화시키는 미술과제에 참여하도록 계획하였다. 의사소통치료는 합동 미술작업을 하는 동안 순환적인 반응 효과모델을 사용하여 가족의 의사소통 양식과 의사결정방식을 관찰한다. 또한 행동주의자들은 교육적 목적, 수정 긍정적인 강화를 위해 미술과제를 제공할 수 있다(최남선 · 김갑숙, 2002).

이와 같이 미술과제를 가족치료의 여러 면에 적용하여 참여자들의 초기경험을 해결하고 원가족을 탐색하거나 과거와 현재의 생활사를 조사하고 전의식적인 표면화와 방어를 감소시키고 통찰을 얻고 정서적 경험, 원인과 결과원의 이해와 심리적 거리관찰, 역기능적 행동을 지적하며 갈등해결, 가족구성원의 분화, 부모 됨과 문제 해결능력의 향상, 고통스럽거나 슬픈 일들을 해결하고자 한다(권기덕 · 김동연 · 최외선, 1993).

Kwiatkowska의 가족미술평가

1. Workshop ① 자유화

"생각나는 대로 그림을 그려보세요."

분위기를 부드럽게 하기 위한 일종의 완화제와 같이 사용한다. 지시를 하지 않는 과제를 줌으로써 가족구성원들이 자유롭고 유연하게 반응할 수 있다.

2. Workshop ② 가족화

"당신 자신을 포함해서 가족 개개인을 그려보세요. 사진 같은 그림을 그릴 필요는 없습니다. 다만 최선을 다하면 됩니다. 사람을 그릴 때는 부분만 그리지 말고 전체 인물을 모두 그려주세요."

가족들은 대개 서로 눈치를 살피거나 그림에 관심을 보이고 또 간섭하거나 관여하고 정서적인 반응을 보인다. 이러한 과정에서 가족들의 심리적인 역할과 관계, 서로에 대한 지각과 상호작용 방식이 나타난다.

3. Workshop ③ 추상적 가족화

"당신을 포함하여 개개인의 가족을 그려보세요. 가족을 추상적으로 표현해서 그리세요."

이 그림은 각 사람들이 가족에 대해 어떤 마음과 생각을 가지고 있는지 볼 수 있을 뿐 아니라 어느 정도로 조직화된 추상적 사고를 할 수 있는지 보여준다.

4. Workshop ②, ③

가족그림은 가족들이 있는 상태에서 가족을 그린다고 하는 것 자체가 매우 의미 있는 반응을 이끌어낸다. 대개 가족들은 서로의 그림에 대해 반응하며 상호작용하는데 그러한 관계는 또한 그림에도 잘 드러나게 된다. Workshop ③의 추상적 가족그림은 가장 어렵다는 평을 듣는다. 가족구성원 각자의 추상적 사고능력을 보여주기도 하지만 그보다 이제까지 가족들에게 대해 어떠한 생각과 느낌을 가지고 있는지를 매우 흥미로운 방법으로 보여준다.

5. Workshop ④ 개인 난화

"눈을 감고 그려보세요."

난화를 통해 각 사람들의 통합능력과 관심과 주제를 볼 수 있다.

6. Workshop ⑤ 공동 난화

"한 장의 종이에 가족이 공동으로 난화를 그리세요."

이러한 협동과제를 통해 가족이 어떻게 연결되어 있으며 어떻게 상호작용하는지 더 두드러지게 나타난다. 개인 난화와 공동 가족 난화를 비교해 보는 것도 의미 있다.

7. Workshop ④, ⑤

하나는 개인적으로 하는 것이고 다른 하나는 가족이 공동으로 하는 작업으로 공동작업은 가족구성원이 어떤 방식으로 의견을 조정하고 결정하는지 어떻게 서로 의사소통하는지를

2. 미술심리치료의 매체와 환경

1) 미술심리치료의 환경

(1) 심리적 환경

미술심리치료실은 안정적이고 자신의 감정을 자유롭게 표현할 수 있는 공간이어야 하며, 창작활동을 가능케 하는 물리적인 공간일 뿐 아니라 다른 장소에서는 행해지지 않는 일들이 가능한 자유롭고 지지적인 심리적 공간이어야 한다. 내담자들이 편안하게 자신을 표현할 수 있는 정돈되고 안전한 공간(holding environment)이면서 동시에 자신의 무의식적 활동을 자극받고 창의성이 촉발될 수 있는 공간이 제공되어야 한다. 이러한 환경적 제공과 유지 자체가 치료적 요소가 된다. 이를 위해서는 무엇보다 치료자가 주는 신뢰감, 비밀보장의 확신 등이 보장되어야 한다.

(2) 물리적 환경

물리적 환경으로서의 미술심리치료실의 환경은 첫째, 안전한 공간이어야 한다. 미술심리치료실은 무단으로 침입받지 않는 안전한 곳에 위치해야 한다. 치료시간 동안 미술심리치료실은 내담자만의 혹은 치료그룹만의 자유롭고 비밀스러운 특별한 공간이 될 수 있어야 하며, 조명, 소음, 시각적 혹은 청각적 자극에 많이 노출되어 방해받지 않아야 한다.

둘째, 다양한 미술활동이 가능한 공간이어야 한다. 미술심리치료실은 적당한 공간과 충분한 채광, 다양한 미술도구가 준비되어야 한다. 미술심리치료실은 미술표현에 대한 욕구를 불러일으키고 충족되도록 다양한 오브제와 표현 재료, 창작 도구들이 마련되어 내담자의 창의성을 자극시킬 수 있으면 더욱 좋다. 또한 미술활동은 책상뿐만 아니라 바닥이나 벽에서도 할 수 있기 때문에 바닥과 벽은 청소하기 쉬워야 하며 물은 쉽게 사용할 수 있어야 한다. 그리고 다양한 미술도구를 정돈할 수 있는 수납공간이 필요하며, 작업 중인 작품이나 사용되는 재료들을 벌여놓을 수 있는 적당한 공간을 마련해야 한다. 수납장은 내용물이 보일 수 있는 것으로 준비해 내담자 스스로 재료를 선택하게끔 해야 한다. 하지만 산만한 아동이나 발달이 늦은 아동에게 모든 재료를 다 보여줄 필요는 없으므로 자바라 등을 이용해 불필요한 부분을 상황에 따라 가릴 수 있으면 더욱 좋다.

셋째, 작품을 전시할 수 있는 공간이 필요하다. 자신의 작품을 걸어두고 감상할 수 있는 공간이 있어야 한다. 작업을 마치고 한발 떨어져서 완성된 작품을 바라보는 시간이 필요하며, 내담자 스스로 자신의 작업을 통찰하고 작품을 통해 자기 자신에 대한 이해를 높이는 기회를 갖게 된다.

넷째, 작품을 보관할 수 있는 시설이 필요하다. 내담자의 작품을 잘 보관하는 것은 내담자에 대한 존중감을 표현하는 것이다. 치료과정 중에 혹은 치료 종결 시 내담자가 자신의 작품을 다시 감상하고 이를 치료자와 나누는 것은 작품으로 형상화된 내면의 변화 및 흐름을 살필 수 있는 중요한 통찰의 기회가 된다. 그러므로 치료자가 내담자의 작업과정과 결과물인 작품에 관심을 가지고 이를 잘 보관하는 것은 내담자에 대한 치료자의 관심과 지지, 존중감을 표시하는 것이다.

2) 미술심리치료의 매체

(1) 미술심리치료에서의 매체 역할

미술심리치료에서의 매체는 내면의 사고와 정서를 형태화하여 표현하는 도구이다. 이미지, 즉 심상이 미술작품이 되기 위해서는 무언가가 필요하다. 일반적으로 감정과 사고를 전달하기 위해 음성언어를 사용하지만 미술심리치료에서는 '매체와 기법'이 곧 오가는 대화의 역할을 한다. 내담자에게 있어 매체는 이렇게 표현을 위한 수단이며, 동시에 매체 그 자체가 상징적 의미를 가진다. 매체는 내담자의 성격 특성 및 현재의 심리상태를 반영한다. 내담자가 어떤 미술재료를 선택하며, 어떤 방법을 사용하는가는 내담자를 이해할 수 있는 중요한 열쇠이다. 미술매체는 내담자가 가진 특성과 이미지를 형상화하고 표현해내는 역할을 하기 때문이다. 내담자가 가진 감정과 욕구, 사고가 눈에 보이는 현실, 즉 시각적으로 형태화되면 내담자는 여기에 담긴 자신을 바라보게 되고 정리하게 된다. 여기서 치료자가 내담자의 매체를 이해하고 반응해주며, 확장·촉진해 갈 때 치료적 효과가 나타나게 되는 것이다.

미술매체는 내담자로 하여금 다양한 감각을 경험하게 한다. 또한 다양한 감각체험은 내담자로 하여금 자기감정을 경험하게 하고 현실감각을 갖게 한다. 이것은 내담자 자신에게 맞는 감각과 특성을 발견하게 하면서 결국 자기(self)다움으로 이끌어준다. 미술매체는 촉진과 통제를 가능케 한다. 충분한 공간, 다양한 색상과 충분한 크기의 종이와 점토를 제공함으로써 내담자의 자발성을 촉진할 수도 있고, 물감, 핑거페인트, 찰흙 등을 통해 퇴행을 촉진시킬 수 있다. 반대로 내담자가 통제를 필요로 할 경우에는 색연필, 사인펜과 같은 재료를 통한 작업을 통해 충동성을 통제하기도 한다.

(2) 미술매체의 속성(통제 가능성)

통제 가능성에 따라 유동적이고 힘든 재료로부터 덜 유동적이고 통제 가능한 재료로 구분한다. 예를 들어, 수채화 물감이나 템페라, 아크릴물감과 같은 재료들은 유동성이 강하다. 물감과 함께 젖은 찰흙이나 곡물가루도 유동성이 강하기 때문에 통제하기에는 어렵다. 하지만 이러한 재료들은 자기표현을 어려워하거나 잘 놀지 못하는 내담자에게 놀이와 이완을 제공한다. 또한 물감과 같은 유동적 재료들은 회화에서보다 면적인 표현이 가능하고 수분감을 느낄 수 있기 때문에 더욱 정서적으로 느껴진다. 반면, 마커펜, 연필 같은 재료들은 통제하기 쉽고 정확하고 세부적인 묘사가 가능한 재료로 재료속성에 따라 보다 구체적이고 정확한 표현을 촉진시킨다. 이러한 통제가 강한 재료들은 에너지 수위를 낮추고 좀 더 조직적 경험을 제공할 수 있다.

[표 3] Helen Landgarten의 미술재료 분류

통제성이 낮은 재료	1	2	3	4	5	6	7	8	9	10	통제성이 높은 재료
	젖은 점토	수채화 물감	부드러운 점토	오일 파스텔	굵은 마커펜	콜라주	단단한 점토	가는 마커펜	색연필	연필	

[표 3]처럼 Helen Landgarten은 연속의 한 부분으로서 미술재료의 특성에 대한 체계를 정립하였다. 이를테면 연필이나 색연필은 정밀하고 세부적인 묘사를 할 수 있고 저항력이 강하기 때문에 가장 통제성이 강한 재료이다. 수채화물감이나 젖은 점

토와 같이 물기가 많은 재료들은 표의 반대편 끝에 자리하는 통제하기 어려운 재료이다.

(3) 매체의 구조화

매체는 구조화된 매체(숫자 색칠하기 등), 덜 구조화된 매체(점토 등) 그리고 복잡한 매체와 단순한 매체가 있다. 미술심리치료에서는 보통 덜 구조화된 단순한 매체를 선호한다. 그 이유는 단순하고, 덜 구조화된 매체일수록 내담자의 심리적인 투사가 용이하며 내담자의 감각을 자극시키기 때문이다. 또한 복잡한 매체보다는 스스로 작품을 완성할 수 있는 가능성을 더 높게 해주는 단순한 매체는 자신감과 성취감을 느낄 수 있게 해준다. 그리고 모든 연령의 사람에게 약간의 지시 또는 아무런 지시 없이도 사용될 수 있기 때문이다(Rubin, 1999).

하지만 구조화된 매체는 내담자에게 완성도 및 성취감을 제공할 수 있고, 짜인 방법에서 오는 접근의 용이함 등이 있다. 따라서 매체를 사용할 때는 항상 내담자의 상황을 고려하여 구조적 혹은 비구조적으로 제공되어야 한다.

(4) 미술매체의 종류

① 선미술 재료(Pre-Art Material)

선미술 재료는 발달 및 놀이의 촉진을 일으키며 정서적 이완과 안정에 도움을 줄 수 있는데, 이는 선미술재료가 감각적 재료이며 비정형적인 매체이기 때문이다. 선미술 재료의 특성은 내담자로 하여금 더욱 창의적으로 매체를 탐색하게 하여 내담자들이 감각적으로 자신을 느끼고 창의적으로 표현하도록 돕는다.

② 화면

화면이란 그림을 그릴 수 있는 모든 것을 말하는데, 종이는 그림을 그릴 수 있는 가장 익숙한 재료로 어느 곳에서나 그림을 그릴 수 있다. 어린 시절 진흙이나 모래에 막대로 그림을 그렸던 것이나 돌 위에 심지어 하늘을 쳐다보며 손가락으로 구름을 따라 그렸던 것들을 기억할 것이다. 가장 흔한 화면인 종이는 다양한 종류와 크기로 준비해야 내담자의 선호와 상태가 반영된 선택이 가능하며, 두께, 용도, 제조방법, 질감에 따라 분류될 수 있다. 미술심리치료사는 각 화면과 드로잉 재료가 결합될 때 어떤 효과를 가지는지 어떠한 것이 적합한지 구분할 수 있어야 한다. 일반 도화지(두께, 크기별), 목탄지, 색 켄트지, 사포지, 필름지, 포장지, 트레팔지, 소포지, 색종이, 색한지, 화장지, 신문지, 호일 등이 있다.

③ 회화 재료

회화 재료는 여러 종류가 있는데 재료마다 특성이 다르다.

연필은 섬세하고 간편하며 지우기가 쉬우나 구체적이며 선적인 표현이 많고 색을 사용하지 않기 때문에 훨씬 지적인 느낌이 강하다. 파스텔은 부드럽고 다양한 색상이 있고 작업하기도 쉽고 선적인 표현과 면적인 표현이 둘 다 용이하여 융통적으로 보인다. 마커펜은 수성이라면 수용성을 이용하여 작업할 수 있고, 유성이라면 어떤 화면에나 선명하게 사용할 수 있다는 장점이 있다. 이러한 그리기 재료들은 접근이 쉽고 간편하여 미술심리치료실에서 제일 흔하게 사용되는 재료이기도 하다. 이 외에도 물감은 유동적이고 즉흥적인 재료로서 수분의 양에 따라 정서적 느낌이 달라지는 매우 매력적인 재료이다. 물감은 이완과 발산, 우연의 효과가 있어 여러 가지 기법에 따라 다양한 놀이가 가능하다(번지기, 판화, 반발성, 스치기 등). 하지만 물감은 번거로울 수 있고 기술이 필요할 경우도 있다. 흥미로운 것은 그리기 도구나 화면의 변화를 통해 내담자에게 시각의 전환을 제공하고 창의적 자아를 맛보게 할 수 있다는 것이다. 예를 들어, 붓 대신 나뭇잎을 사용할 수도 있고, 종이 대신 점토에 그림을 그려보는 등의 시도이다.

앞에서 살펴본 바와 같이 중요한 것은 이러한 회화 재료 각각의 특성이 내담자의 현재 욕구와 치료 방향에 맞추어 제공되어야 한다는 것이다. 목탄, 연필(진하기에 따라), 색연필, 마커펜(수성·유성), 파스텔(오일, 초크), 크레파스, 파스넷, 먹물, 수채물감, 아크릴물감, 포스터컬러, 페이스페인팅 물감, 락카, 글라스데코, 마블링 물감 등이 있다.

④ 점토

점토는 완성된 후에도 자유롭게 형을 변화시킬 수 있는 굽지 않는 점토(비경화)와 형이 완성되면 그대로 건조시키거나 굽는 점토(경화)로 나누어진다. 굽지 않는 점토에는 아동들을 위한 애니메이션용으로 모형(modeling)점토나 유성점토 등이 있는데 시중 문방구나 화방에서 손쉽게 구입할 수 있다. 점토는 유연하므로 사물의 형체를 자유자제로 각자의 생각을 표현할 수 있어 손쉽게 만들 수 있다. 점토를 힘껏 쥐고 굴리고 형태를 만들려는 충동에 의해 점토는 인간의 의식의 깊이를 이끌어내게 된다. 그러므로 구체적인 이미지와 감정표현을 통해 보다 쉽게 내적 세계를 인식하여 깊은 자기이해와 타인과 건전한 관계를 형성할 수 있다. 뿐만 아니라 확고한 성취감, 그리고 그것들을 사용하는 실용성 등이 장애인을 포함한 많은 사람들에게 매력적으로 인식되고 있다.

미술매체는 평면작업이 적합한 경우와 입체적인 작업이 적합한 경우가 다르다. 그러나 점토는 입체작업 이후 평면작업, 즉 도화 등을 활용할 수 있기 때문에 양면성을 함께 추구할 수 있는 장점이 있다. 또한, 점토는 각 점토의 특성에 따라 내담자에게 다르게 적용할 수 있는데, 예를 들어 가벼운 점토인 천사점토의 경우는 소근육이 약한 아동이나 부드러움에서 안정감을 느끼는 내담자에게 적합하다. 점토는 비정형적이고 입체적인 대표 재료로서 감각을 촉진하고 창의적이고 자유로운 표현에 좋은 재료이며, 퇴행을 촉진하기도 한다. 자연점토, 밀가루점토, 고무점토, 유토, 천사점토, 점핑 클레이, 하비 클레이 등이 있다.

⑤ 콜라주 재료 및 기타 재료

콜라주는 창의적이고 자유로운 표현이 가능하고, 회화와 조각을 넘나드는 재료이다. 각기의 것이 합쳐지고 섞여서 새로운 것으로 탄생하는 콜라주는 내담자들에게 새로운 조합과 통찰을 가져오게 한다. 자신이 선택한 이미지들로 우연한 표현을 통해 만나게 되는 콜라주의 특별한 작업 방식은 억압받아 왔던 무의식 속에 저장된 내담자의 심리적 어려움들을 방어 없이 표현할 수 있게 한다. 동시에 미술에 익숙하지 않은 초

미술심리 치료사를 위한 Tip

미술심리치료사가 매체 사용에 대해 고려할 점

- 매체의 특성(질감, 느낌, 장단점, 표현력, 효율성, 제한점)에 대해 파악하고 있는가? 치료사는 충분히 경험해보지 않은 매체는 효과적으로 활용할 수 없다.
- 이 매체는 내담자가 충분히 다룰 수 있는 매체인가? 내담자의 인지수준, 매체의 난이도를 고려하여야 한다.
- 매체를 사용하는 시기와 대상이 적절한가? 치료과정 중에 변화하는 내담자의 상태, 성향, 욕구가 반영되어야 한다.
- 창의적으로 미술매체를 사용·개발하고 있는가? 기본적인 사용법 외에 내담자에게 적합한 창의적 매체를 적용할 수 있어야 한다.
- 어떻게 구입하고 보관할 것인가? 효율적이고 경제적인 매체구입, 보관의 문제는 매체의 질적 내용에 영향을 주며 새로운 매체에 늘 관심을 갖고 실험해보아야 한다.

미/술/심/리/치/료/학/

기 미술치료 내담자에게 적합한 방법으로 활용될 수 있다. 콜라주 재료를 활용하여 평면적으로 구성하고 붙여갈 수도 있고, 입체적으로 상자나 병에 붙이고 풍선이나 스티로폼 같은 기타 재료를 활용하여 구성할 수도 있다. 재활용 재료들은 우리 주변에서 흔히 구할 수 있기 때문에 친숙하고 편안하며 버려지는 것들을 다른 관점으로 재해석하는 의미 있는 활동을 가능하게 한다. 도안집, 인쇄물(잡지, 신문지, 포장지, 상표 등), 종이와 천(질감, 색에 따라), 과자, 자연물, 재활용품(단추, 빨대, 실, 벽지 등)을 사용한다.

3. 미술심리치료의 계획과 진행

1) 초기단계

초기단계에 들어가기 전 미술심리치료사는 먼저 내담자에 대한 관찰과 평가를 하게 되는데, 초기 면접, 심리검사 등을 통해 이루어진다. 이 과정은 치료 전에 정리될 수도 있지만 치료에 들어가서 계속되는 경우도 있다. 이를 통해 내담자의 목표가 세워지고, 내담자와 치료자 사이에 치료에 대한 구조가 만들어진다. 무엇보다 중요한 것은 미술심리치료사와 내담자 간의 라포(rapport) 형성으로 내담자의 특성에 따라 다양한 접근이 요구되며, 내담자에 따라 기간도 달라진다.

이 기간의 주요 과업은 내담자에 대한 관찰평가와 함께 내담자가 그 시간과 미술을 편안하고 흥미롭게 느낄 수 있도록 하는 것이며, 치료에 대한 일관성으로 안정감(보호감)을 느끼는 것이다. 미술심리치료 초기단계의 주요 과업과 해당되는 프로그램은 오리엔테이션으로 미술심리치료 시간과 치료자에 대한 안내, 미술심리치료사와 내담자 간의 소개 프로그램(예: 애칭표현, 이름 그림, 첫인상 그리기, 손 본뜨기, 소지품 소개하기 등) 등이 해당된다. 내담자에 대한 관찰과 평가는 구조적인 방법과 비구조적인 방법으로 나눌 수 있다. 주제와 재료를 제시하는 구조적인 방법의 대표적 예가 집·나무·사람검사와 같은 투사검사이고 비구조적인 방법은 비지시적인 재료선택과 방법에 따른 내담자의 반응을 살피는 것이다. 여러 가지 투사검사 이외에도 자유화법을 통해 내담자에 대하여 파악할 수 있고, 미술재료에 대한 반응이나 기술수준, 자기욕구와 감정표현능력을 살펴봄으로써 내담자에 대해 이해할 수 있다(예: 인물화검사, 집·나무·사람검사, 동적 가족화, 풍경구성법, 빗속의 인물화, 사과나무에서 사과 따는 사람, 난화기법, 동굴화, 창문화, 계란화, 문그림, 어항그림 등).

미술심리치료사와 내담자 간의 신뢰형성은 가장 중요한 것으로 치료사의 내담자에 대한 수용과 반영, 공감적 이해가 치료자와 내담자 간의 라포를 촉진한다. 미술심리 치료사가 내담자의 작품을 언어적으로 반영하고 공감하는 것이 해당된다. 내담자에게 강요하지 않으면서 내담자와 라포를 형성할 수 있는 흥미로운 미술심리치료 게임들도 도움이 된다(예: 난화게임, 대화그림, 돌려 그리기, 이어 그리기 등). 미술심리치료 장면에서 만나는 내담자들은 미술심리치료를 시작하면서 긴장과 불안을 가지고 오는 경우가 많다. 이러한 긴장을 이완시키지 않은 상태에서 미술심리치료 본 활동에 들어가게 되면 내면에 집중하기도 어려울 뿐 아니라 창의적 미술활동에도 방해를 받게 된다. 이에 미술심리치료에서는 출발용지(starter sheet)기법, 테두리기법, 호흡 그림, 점토기법, 핑거페인팅, 음악 듣고 그리기, 여러 가지 미술게임 등을 활용하고 있다.

미술재료에 익숙지 않은 내담자들은 미술재료에 쉽게 접근하지 못하거나 미술을 통한 자기표현을 어려워한다. 미술재료에 대한 감각적 경험을 제공하고 즐거움과 흥미를 일깨우는 것은 내담자들이 치료에 더욱 집중하고 치료를 지속해갈 수 있도록 도와준다[예: 낙서하기, 재료 경험하기(물감, 점토 등), 동그라미 그리기, 비밀그림, 잡기그림, 음식 만들기, 생일 케이크, 과자구성, 데칼코마니 등)].

2) 중기단계

초기단계에서 내담자와 미술심리치료사 간에 신뢰가 형성되어 내담자가 안정감을 느끼게 되면 보통 중기단계로 접어든다. 중기단계에서 내담자는 구체적인 미술활동에 들어가게 되고, 자기 앞에 펼쳐진 것(지금 여기의 현실인 미술매체)에 몰입하게 된다. 이 시기의 미술심리치료사는 내담자 스스로의 역동에 의해 과정이 흘러가도록 도와야 하며, 내담자가 자신의 힘을 느끼고 경험할 수 있도록 하여야 한다. 또한 신뢰가 바탕이 된 안전한 공간에서 내담자는 자기 내면으로 들어갈 수도 있고 끄집어낼 수도 있다. 중기단계에서는 내담자의 감정과 갈등의 표출, 발산이 다루어지게 되며, 해소와 함께 교정적 경험이 일어날 수도 있다. 내담자가 자신의 힘을 느끼고 스스로 관심을 갖게 되면 비로소 중기 후반부터 '나'에 관한 프로그램들이 등장하게 된다. 이러한 프로그램들은 자기를 표현하고 정리할 수 있는 기회를 갖게 하여 내담자의 자아개념 형성에 도움이 될 수 있다.

미술심리치료 중기단계의 주요 과업과 해당되는 프로그램으로는 첫째, 감정표현과 몰입이다. 중기에 들어서면서 내담자들은 이전보다 자기표현이 활발해지고 미술작품을 통해 자신의 감정을 드러내거나 자기 앞의 미술작업에 점차 몰입하게 된다. 발산 및 카타르시스 기법으로도 연결되어 감정표출이 자연스러워지게 되고 미술재료와 기법이 점차 확장되면서 기존의 시각과 관점을 점차 확장시켜 나갈 수 있게 된다(예: 감정그림, 감정 색이나 선 표현, 점토활동, 반응하는 재료를 통한 감정 경험, 신문지활동, 펀치나 스탬프, 분무기나 총, 못생긴 사람 표현, 없애고 싶은 것, 낙서하기 등).

둘째, 갈등표출과 재경험이다. 초기단계에서 신뢰감이 바탕이 된 다음 중기단계에서는 내담자가 갈등이나 부정적인 감정을 안전하게 표출하게 되며, 때로는 이 단계에서 퇴행이 일어나기도 하고, 미술심리치료사를 향하여 갈등을 투사시키기도 한다. 하지만 치료적 개입이 들어갈 수 있는 매우 좋은 기회이기도 하다. 내담자는 미술작업을 통해 자신의 갈등을 표출하며 안전하고 신뢰로운 관계에서 갈등을 재경험·재구성하게 된다(예: 과거여행, 도망가고 싶은 곳, 연상작업; 형태와 색을 통한 자유연상 외에도 화산이나 폭풍 등의 주제제시까지, 내가 싫어하는 것들, 좋아하는 사람과 싫어하는 사람, 버리고 싶은 내 모습 등).

자기표현을 하는 미술심리치료활동으로 나를 나타내는 단어, 표정 찾기, 인생 차트 그리기, 다양한 자세의 사람 그리기, 나의 과거·현재·미래, 내가 만약 변신한다면, 은유화법, 상징화, 자화상, 남이 보는 나와 내가 보는 나, 갖고 싶은 나와 버리고 싶은 나, 신체 본뜨기, 나의 상자, 가면 작업, 관계 속의 나(전지그림, 돌려 그리기, 칵테일파티 등) 등을 활용해 볼 수 있다.

3) 후기단계

중기단계에서 자아의 힘을 느끼고 경험했던 내담자는 점차 자기 자신을 객관적으로 바라보게 되고, 자신을 조절할 수 있을 만큼 성장하게 된다. 이러한 일들이 이루어지는 시기가 후기단계이다. 이때는 '나는 누구인가?', '나는 무엇을 해야 하는가?'라는 주제가 많이 등장한다(정여주, 2003). 후기단계는 치료자가 목표로 했던 내용들이 조금씩 달성되기 시작하고, 내담자에게는 보다 실제적인 현실과 주변을 보기 시작하는 단계이다. 즉, 내담자는 이전보다 주변과 의사소통하는 능력이 발달하며, 환경과 자신과의 관계를 새롭게 세워가게 된다. 이때 미술심리치료사는 내담자가 자신과 직면할 수 있도록 하며, 보다 현실세계에 적응해가도록 돕는 역할을 한다. 미술심리치료사의 주도가 아닌 내담자 스스로 결정하고 창의적으로 작업할 수 있어야 한다. 미술심리치료 후기단계의 주요 과업과 해당되는 프로그램은 다음과 같다.

먼저 자기인식 프로그램이다. 후기단계가 되면 내담자들은 이전보다 자기 자신에 대해 관심을 갖고 자신이 어떤 사람인지 객관적으로 인식하고자 한다. 자신에 대한 막연함이 미술을 통해 시각화된 형상으로 구체화되면서 자신에 대한 통찰과 변화가 일어나는 것이다(예: 신체 본뜨기, 나의 상자, 가면작업, 나의 상징, 동굴그림, 내 안에 자라는 힘, 나의 책 만들기, 나를 나타내는 신문, 광고하기, 나에게 필요한 선물 등).

둘째, 수정 프로그램이다. 처음의 주요 호소 및 내담자의 문제들에 대해 내담자의 통찰 및 해결과정을 통해 주요 이슈에 대한 수정이 진행된다. 이전보다 내담자는 미술

많은 사람들이 미술심리치료의 영역 중에서도 특히 미술심리치료의 과정이나 기법들에 대해 궁금해한다. 그 기법을 사용하면 정말 내담자가 변화할 수 있는가를 묻는다. 만약 '이런 증상에는 이런 기법' 같은 공식처럼 미술심리치료가 진행될 수 있다면, 미술심리치료는 쉬울지도 모른다. 이 세상 모든 것이 미술재료가 될 수 있는데 미술심리치료의 프로그램이 셀 수 없이 다양해질 수 있다는 말과 같다. 이것은 미술심리치료를 암기해서는 해결할 수 없다는 것을 뜻한다. 내담자의 변화는 '이 과정에서 어떤 프로그램을 적용했는가?' 이전에 '그 프로그램을 왜 적용했는가?'의 문제이다. 미술심리치료기법을 알기 전에 상황에 맞는 프로그램이 적용되어야만 하는 목적이 분명해지지 않으면 때에 따라 순발력 있게 기법을 제시할 수 없게 된다.

예를 들어, 점토활동은 다양한 신체활동으로부터 모양 만들기, 사람 만들기에 이르는 과정까지 활용되는데, 같은 점토를 가지고도 단계, 목적에 따라 혹은 내담자 성향에 따라 다르게 적용되고 얼마든지 응용 · 변형되어 시행될 수 있다. 같은 기법도 어떠한 과정에서 어떻게 쓰이느냐에 따라 전혀 다른 의미와 효과를 지니는 것이다.

치료방향이 분명히 제시되어 있다면 치료사는 그 목적 아래 가장 적절한 프로그램을 적용할 수 있게 된다.

- 초기단계: 치료적 환경 마련과 라포 형성, 치료목표에 대한 합의를 주요 목표로 하며 이를 위해 치료자는 수용과 반영, 공감 등의 기술을 사용하여 반응한다.
- 중기단계: 내담자에 대한 심오한 탐색과 이해, 갈등표출과 재경험을 통해 치료목표에 도달하도록 돕는 과정으로 제안이나 해석, 질문 등의 기술을 사용하여 반응한다.
- 말기단계: 행동을 통하여 목표를 성취하는 단계로 종결을 준비하고 실제 생활에 적응하도록 돕는 과정이며 문제 해결과 직면, 격려를 사용하여 반응한다.

심리치료사의 해석과 직면을 더욱 잘 수용하고 점차 자율성 및 주도성이 발달하기 때문이다. 갈등상황주기, 때로는 종결기를 준비하기 위해 치료자는 의도적으로 갈등 상황을 제시하기도 하는데, 이 과정은 내담자에게 문제 해결능력과 갈등을 이겨내는 힘을 갖게 한다(예: 문그림, 절벽그림, 씨앗그림, 만화 이어 그리기 등).

셋째, 관계 속의 나이다. 세상 속의 나의 과정을 통하여 내담자는 이전보다 주변과 의사소통하는 능력이 발달하며, 환경과 자신과의 관계를 새롭게 세워가게 된다. 관계능력은 소속감을 갖고 세상 속에서 살아가는 데 필수적이다(예: 짝지어 그리기, 전지그림, 끝말잇기그림, 집단 스퀴글, 색 물총 놀이, 집단 스토리텔링, 상자 쌓기, 교환게임, 셀로판 구성, 만화 이어 그리기, 책 만들기, 롤러그림 등).

마지막으로 현실과 연결하기이다. 내담자는 보다 현실적이고 실제적인 일상에 적응하는 법을 배우게 된다. 미술심리치료사는 내담자가 미술심리치료과정에서 경험한 것을 현실세계에 반영하고 일반화되도록 돕는다(예: 내가 나에게 바라는 것, 남이 나에게 바라는 것, 지금 나에게 필요한 것, 실제 사진 콜라주, 내가 할 수 있는 일 등).

04

미술심리치료사의 역할과 윤리

1. 미술심리치료사의 역할

내담자에 대한 치료의 성공 여부는 상당 부분 미술심리치료사의 능력에 좌우된다. 그러므로 미술심리치료사는 과학적 전문인으로서의 능력과 자질, 인간적인 면에서의 성숙과 자기계발을 위해 꾸준히 노력해야 한다. 미술심리치료사는 내면에서 일어나는 여러 사건에 대해 주목하여 이를 다루는 삶을 살아야 하며, 자신 내면에서 해결되지 않은 사건은 효과적인 내담자 치료를 할 수 없게 하는 방해요인이 된다. 그러므로 미술심리치료사 또한 자기의 이슈를 해결할 수 있는 치료의 경험을 가지는 것이 필요하다. 개인 미술심리치료 또는 다른 형태의 심리치료나 집단치료의 방법 등을 통해 치료에 부정적인 영향을 줄 수 있는 자신의 미해결 과제에 대한 치료가 필요하다. 그리고 미술심리치료사는 내담자와의 역전이에 주의해야 한다. 만약, 미술심리치료사가 역전이 현상이 일어났을 때 이를 바로 인식하고 치료적 관계를 바로잡기 위해 미술심리치료사는 자기 내면 이슈에 대한 정직한 인식과 고민을 해야 한다. 정신건강과 관련된 전문가로서 미술심리치료사가 미치는 영향을 생각했을 때 이는 윤리적으로 그리고 치료적으로 매우 중요한 이슈이다.

1) 미술심리치료사의 치료효과 향상을 위한 역할

Landreth(1991)과 Mustakas(1995)는 치료의 효과를 향상시키기 위해서는 치료사의 역할이 중요하고, 이 역할을 성공적으로 수행할 수 있는 치료사의 자질이 치료 성과의 중요한 변수가 된다고 하였다. George와 Cristiani(1981), 박재황(1993) 등은 치료사가 갖추어야 할 자질은 인성적 자질과 전문적 자질로 구분하였다. 전문적 자질은 치료사라는 전문적인 활동을 수행하는 데 필요한 지식과 기술을 의미하고, 인성적 자질은 치료사로서 갖추어야 할 기본적인 태도나 품성과 같은 인간성이라고 정의하였다. 이러한 내용을 구체적으로 설명하면 다음과 같다.

첫째, 인성적 자질이다. 치료사의 성품은 치료의 첫 회기부터 내담자가 민감하게 느낄 수 있는 존재 그 자체로써 나타난다. 이것은 치료사의 내면적인 면과 외면적인 면의 전체성을 말하는 것으로 정신적·심리적 상처와 고통을 겪고 있는 사람에게는 자신을 열 수 있는 대상이라는 것이다. 즉, 이들에게는 관계의 문제를 해결하는 것이 치료의 중심적 과제가 되는 경우가 많다. 이러한 관계의 문제를 해결하기 위해서 미술심리치료사는 무엇보다 동반자로서의 위치에 설 수 있어야 하며 이러한 만남의 관계는 존재 전체에 대한 신뢰와 개방, 수용의 자세를 전제로 하고 있어야 한다(정여주, 2003). 예술치료 학자들은 치료사가 내담자를 위에서 아래로 내려다보고 자비를 베푸는 태도를 가진 입장이 아닌 고통의 동반자가 되어야 한다고 하였다. 그러기 위해서 치료사는 자기분석작업을 통하여 자기 자신을 계속 표출(자신의 억제된 감정, 불안, 분노, 수치심)하고, 자기체험과 자기이해의 과정, 즉 자기인식을 거쳐야 하며, 이 과정은 어느 순간에 완성되는 것이 아닌 일생 동안 가꾸어가야 하는 긴 여정의 길이라고 하였다. 미술심리치료사 개인이 지녀야 할 인성적 자질은 겸손함을 비롯한 고요함, 인내심, 온화함, 성실함, 안정감, 진심에서 우러나온 행동과 열정이 있어야 한다. 또한 미술심리치료사는 자기 자신을 존중할 수 있어야 하고 자율성과 공감능력이 있어야 한다. 미술심리치료사는 선입견을 가져서는 안 되며, 유머감각도 있어야 하고 직관력과 통찰력이 풍부해야 한다. 미술심리치료사는 많은 말을 삼가도록 해야 하고 창의성이 있어야 하며, 내담자와 교류를 할 수 있어야 한다. 치료사는 정확한 관찰력이 있어야 하고 내담자의 정보에 대한 비밀을 보장할 수 있어야 한다(전은희, 2008).

둘째, 전문적 자질이다. 치료사에게 전문성은 무엇보다 중요하다. 치료사의 전문성이란 치료사가 얼마만큼 따뜻하게 내담자를 맞이하며, 진지한 자세로 경청하는가에 있다. 이는 깊은 곳에서 공명된 울림으로 공감하고, 내담자가 가진 문제의 구조를 어떻게 이해하고 파악하며, 어떠한 치료적 개입을 통해 구체적으로 도움을 줄 수 있는가에 대한 진솔성이라고 할 수 있다. 치료사의 진솔성이란 역전이나 개인적 스트레스로 인

해 왜곡된 감정을 전달하는 것이 아니라 잔잔한 수면처럼 내담자를 비출 수 있는 능력
으로 내담자가 가져온 문제에 대해 그 문제의 구조와 문제에 얽힌 문제들을 치료사가
파악하고 이해하며, 내담자가 이해하도록 이끌어주는 협력적 분위기를 치료사가 제공
하는 것이다(주리애, 2003). 치료사의 전문적 자질요소로는 치료사가 정신의학, 인간
학, 철학, 심리학, 교육학, 특수교육에 대한 전문적 지식이 있어야 한다. 치료사는 해
당 예술장르의 기초적 실기훈련뿐만 아니라 활동에 대한 이해, 해석능력, 상징적 의
미, 매체에 대한 이해와 활용능력도 있어야 한다. 미술심리치료사는 내담자의 욕구를
정확하게 파악할 수 있어야 하는데 이는 미술심리치료사가 상호관계 훈련과 대화에 대
한 훈련, 슈퍼비전 등을 치료사 스스로 개인 및 집단치료를 받아야 한다(전은희, 2008).

2) 미술심리치료사의 가치관과 윤리

미술심리치료사는 자신의 관점을 내담자에게 강요하지 않도록 주의해야 한다. 자
신의 관점을 내담자에게 강요하는 것은 부정적인 치료 결과를 가져올 뿐만 아니라 그
자체로서도 비윤리적이다. 이를 분명히 인식하면서 다양한 관점을 가진 내담자를 위
해 관점과 문화를 고려한 적절한 치료계획을 세워야 하고, 이를 위해 미술심리치료사
자신의 태도, 가치, 임상적 가정들을 돌아보는 끊임없는 노력이 필요하다.

- 미술심리치료사는 내담자의 문화적 차이를 존중해야 하며, 이를 위해 먼저 자신의 문화적
  배경을 잘 알고 존중해야 한다.
- 미술심리치료사는 내담자의 미술작품과 행동의 가치에 대해 생각할 때 자신의 문화적·
  미술적 편견이 어떤 영향을 주는지에 대해 알아야 한다.
- 미술심리치료사는 내담자의 문화적 배경에 민감해야 하며, 특히 색깔, 모양, 상징에 관련
  된 특정 문화의 의미에 대해 인식하고 있어야 한다.
- 미술심리치료사는 내담자의 역기능이 사회문화적 맥락 안에서 일어난다는 것을 알아야
  한다. 문화적 맥락은 정상행동을 하는 데 영향을 주고, 역기능의 특징과 형태에도 영향을
  미친다.
- 미술심리치료사는 다른 문화적 배경의 내담자에게 적절한 치료계획을 세우고 그에 맞는
  개입을 할 수 있도록 스스로를 계발해야 한다.

2. 미술심리치료에서의 윤리적 문제

국내에서 미술심리치료는 그 효과와 필요성이 알려지면서 급격히 성장하고, 그 수요와 미술심리치료사의 숫자 또한 급증하는 추세에 있다. 최근 미술심리치료의 급성장에 따른 부작용의 하나로 무자격자들이 미술심리치료사를 사칭하여 비윤리적이고 비인격적인 상담을 진행하는 문제가 발생하고 있다. 이로 인해 내담자의 피해사례가 보고되고 있으며, 이러한 윤리적인 문제는 사회적 차원으로까지 확산될 우려가 있다.

미술심리치료과정에서 미술심리치료사와 내담자 간의 비윤리적 행위로 인한 문제 역시 점점 증가하고 있으나 미술심리치료의 윤리적인 쟁점에 대한 인식 부족으로 이를 예방하기 위한 제도적·교육적 장치가 매우 미흡한 실정이다. 미국을 비롯한 선진국들은 미술심리치료 윤리의 중요성을 인식하고 미술심리치료 윤리 과목을 전공필수 교과목으로 개설하는 등 예비미술심리치료사의 인성교육에 주안점을 두고 윤리의식 향상을 위한 윤리교육의 제도적 보완에 힘쓰고 있다. 반면, 우리나라는 아직까지 충분한 논의조차 되지 못하고 있는 실정이며, 이러한 현실은 윤리의식이 미흡한 미술심리치료사를 양성하는 결과를 낳을 수 있다.

미술심리치료의 중요성이나 미술심리치료의 기술만큼이나 강조되어야 할 것이 바로 미술심리치료사의 건전한 윤리의식이다. 윤리의식은 전문가의 품행과 책임에 대한 기본적인 의식으로 내담자를 보호하고 전문가의 지위를 분명히 할 수 있는 바탕이 된다. 미술심리치료사의 윤리의식은 윤리적으로 보다 안전한 서비스를 제공하는 바탕이 되면서 동시에 치료효과도 높인다. 미술심리치료를 포함한 상담 및 심리치료에 있어서 다양한 윤리적 쟁점에 대한 명확한 해답이 없는 의문에 직면하는 것은 윤리문제의 가장 어려운 부분이다. 그렇기 때문에 미술심리치료사는 다양한 이론적 관점과 직업윤리 규정의 한도 내에서 자신의 윤리적 지침을 마련하는 기회를 많이 갖도록 노력해야 한다. 또한, 동료들에게 자문을 구하고 관련 서적과 세미나 등을 통해 최신 견해를 접하는 등 스스로를 계발하며, 계속해서 자신의 행동에 주의를 기울이려는 자세를 취해야 한다. 이러한 노력은 여러 가지 다양한 견해를 참고해서 자신만의 새로운 견해를 발전시킬 수 있는 기회가 될 것이다.

국내의 미술심리치료를 대표하는 기관들과 미술심리치료 전문가들은 윤리적 문제의 중요성을 인식하고 건전한 윤리의식을 갖출 수 있도록 다양한 윤리적 딜레마를 다루는 융통성 있는 기반과 행동방침을 제공해야 한다. 특히 미술심리치료사들은 제기

된 윤리적 문제에 대해 자신만의 해답을 찾아 정당함을 증명해 가야 할 것이다. 미술심리치료는 심리치료과정에서 다뤄야 할 윤리적 문제 외에도 미술작품이라는 결과물이 구체적으로 형성되기 때문에 그에 대한 윤리적 문제가 부가적으로 발생한다. 따라서 내담자의 미술작품에 대한 보호, 비밀유지, 전시, 소유권이나 작품을 다루는 것에 대한 문제, 작품의 보관과 처리, 내담자와 미술작품의 안전에 대한 훈련과 교육이 필요하다.

1) 전문가로서의 태도

(1) 전문적 능력

자신의 교육, 수련, 경험 등에 의해 준비된 범위에서 전문적인 서비스와 교육을 제시한다. 자신의 능력의 한계를 인정하고 교육이나 훈련, 경험을 통해 자격이 주어진 상담활동만을 한다. 자신이 가진 능력 이상의 것을 주장하거나 암시해서는 안 되며, 타인에 의해 능력이나 자격이 오도되었을 때에는 수정해야 한다. 자신의 활동 분야에 있어서 최신의 과학적이고 전문적인 정보와 지식을 유지하기 위해 지속적인 교육과 연수의 필요성을 인식하고 참여한다.

(2) 성실성

자신의 신념체계, 가치, 제한점 등이 상담에 미칠 영향력을 자각하고, 내담자에게 상담의 목표, 기법, 한계점, 위험성, 상담의 이점, 자신의 감정과 제한점, 심리검사와 보고서의 목적과 용도, 상담료, 상담료 지불방법 등을 명확히 알린다. 능력의 한계나 개인적 문제로 내담자를 적절히 도와줄 수 없을 때에는 상담을 시작해서는 안 되며, 다른 상담심리사나 정신건강 전문가에게 의뢰하는 등 내담자를 도와줄 수 있는 방법을 강구한다. 상담자의 질병, 죽음, 이동 또는 내담자의 이동이나 재정적 한계 등과 같은 요인에 의해 상담이 중단될 경우에는 이에 대한 적절한 조치를 취해야 한다. 상담을 종결하는 데 있어서 어떤 이유보다도 우선적으로 내담자의 관점과 요구에 대해 논의해야 하며, 내담자가 다른 전문가를 필요로 할 경우에는 적절한 과정을 거쳐서 의뢰한다. 상담자는 내담자와 새로운 상담관계를 시작하기 전에 상담의 목적과 목표, 상담에서 사용되는 기법, 상담에서 서로 지켜야 할 규칙들, 그리고 상담관계에 영향을 미칠 수 있는 여러 가지 가능한 제한점들에 대해 내담자에게 미리 알려주어야 한

다. 상담자는 예비내담자에게 상담을 시작하려는 내담자의 결정에 영향을 미칠 수 있
는 상담관계의 주요 측면들에 대해 미리 알려주어야 한다.

2) 상담관계

(1) 사회적 책임

① 사회와의 관계

상담비용을 책정할 때 내담자의 재정 상태와 지역성을 고려해야 한다. 책정된 상담
료가 내담자에게 적절하지 않을 때에는 가능한 비용에 적합한 서비스를 받을 수 있는
방법을 찾아줌으로써 내담자를 돕는다.

② 고용기관과의 관계

자신이 종사하는 기관의 목적과 방침에 공헌할 수 있는 활동을 할 책임이 있다. 만
일 자신의 전문적 활동이 기관의 목적과 모순되고, 직무수행에서 갈등이 해소되지 않
을 때에는 기관과의 관계를 종결해야 한다. 근무기관의 관리자 및 동료들과의 관계를
통해서 상담업무, 비밀보장, 공적 자료와 개인 자료의 구별, 기록된 정보의 보관과 처
분, 업무량, 책임에 대한 상호 간의 인수인계가 이루어져야 한다. 이러한 인수인계는
구체적이어야 하며, 관련된 모든 사람이 알고 있어야 한다.

③ 상담기관 운영자

상담기관 운영자는 다음 목록을 작성해두어야 한다. 기관에 소속된 미술심리치료
사의 증명서나 자격증은 최고 수준의 것으로 하고, 자격증의 유형, 주소, 연락처, 직
무시간, 상담의 유형과 종류, 그와 관련된 다른 정보 등이 정확하게 기록되어야 한다.
상담을 홍보하고자 할 때는 일반인들에게 상담의 전문적 활동, 전문지식, 활용할 수
있는 상담기술 등을 정확하게 알려주어야 한다.

④ 다른 전문직과의 관계

자신의 방식과 다른 전문적 상담 접근을 존중해야 한다. 미술심리치료사는 함께 일
하는 다른 전문적 집단의 전통과 실제를 알고 이해해야 한다. 공적인 자리에서 개인
의견을 말할 경우에 미술심리치료사는 그것이 자신의 관점에서 나온 것이고, 모든 미

술심리치료사의 견해를 대변하는 것이 아님을 분명히 해야 한다. 내담자가 다른 정신 건강 전문가의 서비스를 받고 있음을 알게 되면, 내담자의 동의하에 상담 사실을 그 전문가에게 알리고 긍정적이고 협력적인 치료관계를 맺도록 노력한다.

⑤ 자문

자문은 개인, 집단, 사회단체가 전문적인 조력자의 도움이 필요하여 요청한 자발적인 관계를 말하는데, 미술심리치료사는 자문을 요청한 내담자나 기관의 문제 혹은 잠재된 문제를 규명하고 해결하는 데 도움을 준다. 자문관계는 내담자가 스스로 성장해 나가도록 격려하고 고양하는 것이어야 한다. 미술심리치료사는 이러한 역할을 일관성 있게 유지해야 하고, 내담자가 스스로의 의사결정자가 되도록 도와주어야 한다.

3) 인간권리와 존엄성에 대한 존중

(1) 내담자 복지

내담자의 잠재력을 개발하여 건강한 삶을 영위하도록 도움을 주며, 어떤 방식으로도 해를 끼치지 않는다. 내담자로 하여금 의존적인 상담관계를 형성하지 않도록 노력하여야 한다는 상담관계에서 오는 친밀성과 책임감을 인식하고, 개인적 욕구충족을 위해서 내담자를 희생시켜서는 안 된다. 내담자에 대한 개인적 욕구와 영향력을 충분히 자각하고 있어야 한다. 내담자의 신뢰와 의존을 상담자 자신을 위해 이용해선 안 된다. 내담자의 가족이 내담자의 삶에 중요하다는 것을 인식하고, 필요하다면 가족의 이해와 참여를 얻기 위해 노력해야 한다. 필요한 경우 내담자의 복지를 위해 기꺼이 보호자나 가족들과 면담을 한다.

(2) 내담자의 권리

내담자는 비밀유지를 기대할 권리가 있고 자신의 사례기록에 대한 정보를 가질 권리가 있으며, 상담계획에 참여할 권리, 어떤 서비스에 대해 거절할 권리, 거절에 따른 결과에 대해 조언을 받을 권리 등이 있다. 내담자에게 상담에 참여 여부를 선택할 자유와 어떤 전문가와 상담할 것인가를 결정할 자유를 주어야 한다. 내담자의 선택을 제한하는 제한점은 내담자에게 모두 설명해야 한다. 미성년자 혹은 자발적인 동의를 할 수 없는 사람이 내담자일 경우, 이런 내담자의 최상의 복지를 염두에 두고 행동한다.

4) 상담관계

(1) 이중관계

객관성과 전문적인 판단에 영향을 미칠 수 있는 이중관계는 피해야 한다. 가까운 친구나 친인척 등을 내담자로 받아들이면 이중관계가 되어 전문적 상담의 성과를 기대할 수 없으므로 다른 전문가에게 의뢰하여 도움을 준다.

상담할 때에 내담자와 상담 이외의 다른 관계가 있다면, 특히 자신이 내담자의 상사이거나 지도교수 혹은 평가를 해야 하는 입장에 놓인 경우라면 내담자를 다른 전문가에게 의뢰한다. 그러나 다른 대안이 불가능하고 내담자의 상황을 판단해볼 때, 상담관계 형성이 가능하다고 여겨지면 상담관계를 유지할 수 있다. 또한 상담 외 관계로 인해 상담관계에서 부당한 영향력을 내담자에게 행사할 위험성이 있다. 특별한 경우를 제외하고는 내담자와 상담실 밖에서 사적인 관계를 유지하지 않도록 한다. 내담자와의 관계에서 상담료 이외의 어떠한 금전적·물질적 거래관계도 맺어서는 안 된다.

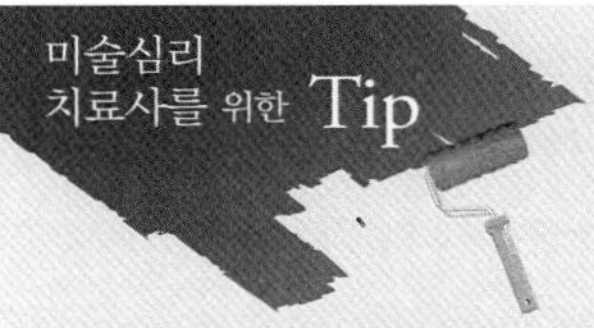

- 개인적인 친분관계를 계속 유지하는 것이 치료적 활동에 영향을 줄 수 있다.
- 친인척이나 가족일 경우 지나치게 밀착되어 있거나 얽혀 있다.
- 상담자는 내담자에 비해 상담관계에서 더 많은 영향력을 행사하는 위치에 있다.

(2) 성적 관계

내담자와 어떠한 종류든 성적(애정) 관계는 피해야 한다. 내담자는 도움을 받기 위해 온 사람이고 상담자는 전문적 도움을 주는 위치에 있기 때문에 기능상 미술심리치료사는 상담에서 내담자보다 우월한 위치에 있다. 내담자는 상담자에게 공포, 두려움, 절망, 성적인 욕구나 갈등과 같은 내적인 깊은 이야기들을 한다. 따라서 미술심리치료사가 내담자의 이러한 취약한 부분을 이용하려 한다면 그것은 명백히 비윤리적인 것이다. 내담자에 대해서는 미술심리치료사에 대한 의존성을 조장할 위험이 있고, 미술심리치료사에 대해서는 내담자에 대한 객관성을 상실하게 할 위험성이 있다. 이전에 성적인 관계를 가졌던 사람을 내담자로 받아들이지 않는다. 상담관계가 종결된 이후 최소 2년 내에는 내담자와 성적 관계를 맺지 않는다. 상담 종결 이후 2년이 지난 후에 내담자와 성적 관계를 맺게 되는 경우에도 미술심리치료사는 이 관계가 착취적인 특성이 없다는 것을 철저하게 검증해야 한다. 애정적인 관심은 치료적 맥락에서 처리되어야 할 문제이기 때문에 애정적인 관심과 둘 간의 애정적인 관계는 구분해야 한다. 자신의 힘으로 해결할 수 없다면 다른 전문가의 도움을 받거나 상담관계를 종결해야 한다.

(3) 여러 명의 내담자와의 관계

서로 관계를 맺고 있는 둘 혹은 그 이상의 내담자들(예: 남편과 아내, 부모와 자녀)에게 상담을 제공할 것을 동의할 경우, 누가 내담자이며 각 사람과 어떠한 관계를 맺게 될지 그 특성에 대해 명확히 하고 상담을 시작해야 한다. 미술심리치료사로 하여금 잠재적으로 상충되는 역할을 수행하도록 요구한다면, 그 역할에 대해 명확히 해야 하며 조정 혹은 그 역할로부터 벗어나도록 한다.

5) 비밀보장

(1) 사생활과 비밀보호

사생활과 비밀유지에 대한 내담자의 권리를 최대한 존중해야 할 의무가 있다. 상담에서 내담자의 정보는 비밀보장이 된다는 조건하에 얻어진 것으로 일종의 위임된 비밀정보이다. 내담자의 사생활 침해를 최소화하기 위해서 문서 및 구두상의 보고나 자문 등에서 실제 의사소통된 정보만을 포함시킨다. 내담자가 상담에서 자신이 말한 내용에 대한 비밀이 지켜지지 않을지도 모른다는 생각을 가지고 있다면 순조로운 상담 진행은 불가능해질 것이다. 미술심리치료사는 상담에서의 비밀보장을 내담자에게 약속해야 한다.

(2) 기록

법, 규제 혹은 제도적 절차에 따라 미술심리치료사는 내담자에게 전문적인 서비스를 제공하기 위해서 반드시 기록을 보존한다. 녹음 및 기록에 관해 내담자의 동의를 구한다. 면접기록, 심리검사자료, 편지, 녹음테이프, 기타 문서기록 등 상담과 관련된 기록들이 내담자를 위해 보존된다는 것을 인식하며 상담기록의 안전과 비밀보호에 책임진다. 기록과 자료에 대한 비밀보호가 자신의 죽음, 능력상실, 자격박탈 등의 경우에도 보호될 수 있도록 미리 계획을 세운다. 상담기관이나 연구단체는 상담기록 및 보관에 관한 규정을 작성해야 하며, 그렇지 않을 경우 상담기록은 미술심리치료사가 속해 있는 기관이나 연구단체의 기록으로 간주한다. 내담자가 기록에 대한 열람이나 복사를 요구할 경우, 그 기록이 내담자에게 잘못 이해될 가능성이 없고 내담자에게 해가 되지 않으면 응하는 것이 원칙이다. 상담과 관련된 기록을 보관하고 처리하는 데 있어서 비밀을 보호해야 하며, 이를 타인에게 공개할 때에는 내담자의 직접적인 동의가 있을 때에만 가능하다.

(3) 비밀보호의 한계

내담자의 생명이나 사회의 안전을 위협하는 경우가 발생했을 때, 내담자의 동의 없이도 내담자에 대한 정보를 관련 전문인이나 사회에 알릴 수 있다. 이런 경우 상담 시작 전에 이러한 비밀보호의 한계를 알려준다. '자신이나 타인에 대한 심각한 위해'에 대해 미술심리치료사가 적절한 판단을 내리기란 생각보다 간단하지 않다. 법적으로 정보공개가 요구될 때에는 비밀보호원칙에서 예외지만 법원이 내담자의 허락 없이 사적인 정보를 밝힐 것을 요구할 경우, 내담자와의 관계를 해칠 수 있기 때문에 정보를 요구하지 말 것을 법원에 요청한다. 사적인 정보의 공개를 요구하는 상황에서는 오직 기본적인 정보만을 밝힌다. 더 많은 사항을 밝히기 위해서는 사적인 정보의 공개에 앞

비밀보호에 대한 미술심리치료사의 딜레마

내담자가 언어적으로 표현하지는 않았지만 자살을 시도하거나 타인을 해치려 한다는 인상을 상담자가 받았을 경우에는 어떻게 해야 하는가? 미술심리치료사는 그러한 생각이 들 때마다 이를 다른 사람이나 기관에 알려야 하는가? 그것은 전적으로 미술심리치료사 자신의 전문적 판단에 달려 있는 문제이다. 스스로 판단하기 어렵다면 선배 혹은 동료 미술심리치료사, 지도감독자와 의논해야 한다.

서 내담자에게 알린다. 상담 시작과 과정 중에 내담자에게 비밀보호의 한계를 알리고
비밀보호가 불이행되는 상황에 대해 인식시킨다.

6) 집단상담과 가족상담

집단상담에서 비밀보호의 중요성을 설명하고 집단에서 비밀보호의 어려움을 토론
한다. 집단 구성원들에게 비밀보호가 완벽히 보장될 수 없음을 알린다. 가족상담에서
한 가족구성원에 대한 정보는 허락 없이 다른 구성원에게 공개될 수 없다. 미술심리치
료사는 각 가족구성원의 사생활에 대한 권리를 보호한다. 자발적인 언행이 불가능하
거나 미성년인 내담자를 상담할 때, 상담 과정에서 필요하면 부모나 보호자가 참여할
수 있음을 알린다. 그러나 미술심리치료사는 내담자의 이익을 위해 최선을 다한다.

7) 기타 목적을 위한 내담자 정보의 이용

교육이나 연구 또는 출판을 목적으로 상담관계로부터 얻어진 자료를 사용할 때는
내담자의 동의를 구해야 하며, 각 개인의 익명성이 보장되도록 자료변형 및 신상정보
의 삭제와 같은 적절한 조치를 취하여 내담자의 신상에 피해를 주지 않도록 한다. 다
른 전문가의 자문을 구할 경우, 미술심리치료사는 사전에 내담자의 동의를 구해야 하
며, 적절한 조치를 통해 내담자의 사생활과 비밀을 보호하도록 노력한다.

3. 미술심리치료에서 미술작품에 관한 윤리

1) 내담자의 미술작품에 대한 윤리

내담자의 미술작품은 치료과정 중의 대화내용과 함께 보호받을 권리가 있다. 작품
의 비밀유지, 작품전시, 작품 다루기, 작품의 보관, 작품의 소유권 등이 미술작품에
대한 윤리에 포함된다. 작품의 비밀유지는 내담자의 미술표현은 개인의 정보 등이 포
함되어 사적인 측면이 노출될 위험이 있기 때문에 비밀유지에 특별히 주의를 기울여
야 한다. 작품전시는 내담자의 동기유발을 높이고 자존감을 향상시키는 데 도움이 되
는 긍정적인 측면이 있는 반면, 작품내용에 포함된 개인정보가 노출될 위험이 있으므

로 안전한 전시가 가능한 공간 확보가 중요하다.

병리적이지만 호소력 있는 미술작품을 만들어내는 정신질환 환자들을 아웃사이더 아티스트(outsider artist)라고 한다. 이들의 작품에 대한 관심으로 미술심리치료사들에게 내담자들의 전시회를 개최해달라고 요구하는 경우가 많다. 전시회를 진행하기에 앞서 내담자의 작품을 전시하는 것이 과연 누구를 위한 것인지, 진정으로 내담자의 복지에 긍정적인 것인지 고려해야 한다. 또한 미술심리치료사는 내담자 스스로 자신의 작품이 대중들 앞에 공개할 성격의 것인지 판단할 수 있도록 도와야 한다. 물론 내담자에게 성취감을 주고 자긍심을 키워주기 위한 치료적 목적으로 전시회를 여는 경우도 있다. 그러나 이 경우에도 먼저 내담자 스스로가 자신의 내면이 고스란히 투영된 작품을 전시하는 것이 어떤 의미인지 알 수 있도록 교육해야 한다.

작품을 다루는 과정에서 내담자가 창조한 작품은 내담자에게 또 다른 분신과도 같은 의미를 가진다. 따라서 내담자의 작품에 대한 미술심리치료사의 태도는 매우 중요하다. 내담자의 작품을 다루는 미술심리치료사의 태도에서 내담자에 대한 치료사의 존중감이 드러난다. 내담자의 작품은 다른 사람에 의해 손상되거나 부적절하게 다루어지지 않도록 안전한 장소에 잘 보관해야 한다. 또한 내담자의 작품에 미술심리치료사가 직접 기록하는 행동도 내담자에게 미술심리치료사가 자신의 작품을 소홀히 대한다는 인상을 줄 수 있으므로 주의해야 한다. 작품의 보관은 실제 치료현장에서 현실적으로 힘든 일 중 하나로, 바로 내담자의 작품을 보관하는 것이 좋다. 미술심리치료사는 미술작품이 손상되거나 사적인 정보가 공개되지 않도록 안전한 곳에 보관해야 한다. 보관 장소를 잘 고려해야 하는 경우는 크게 두 가지다. 첫째는 내담자의 기록에 대한 비밀을 유지할 수 있도록 보관하는 경우이고, 둘째는 그리는 과정에 있는 작품 혹은 크기가 대형인 작품을 보관하는 경우이다. 내담자의 작품을 타인에게 공개하려고 할 경우 반드시 내담자의 동의를 구하며, 특정 대상에게 공개할 경우에도 비밀보호에 대한 책임을 져야 한다. 특히 학대나 정신적 외상, 가정폭력 등의 상황에서 만든 작품은 의학적·법적 기록이 될 수 있으므로 반드시 안전한 곳에 보관해야 한다. 심한 정서적 외상을 가지고 있거나 학대를 받아온 내담자들의 경우 자신들의 고통을 담고 있는 작품이 안전하게 보관되어 있음을 확인하는 것을 통해 안정감을 느낄 수 있다고 한다(정현희, 2006).

미술심리치료만의 독특한 윤리적 이슈 중의 하나가 미술작품의 권리에 대한 문제이다. 미술작품은 치료사, 내담자, 치료기관 중 누구의 소유인가? 작품의 소유권에 관한 문제는 윤리적 차원에서 중요한 쟁점이 된다. 치료기간 동안 내담자에 대한 책임이 치료사에게 있는 만큼 미술작품 역시 치료사에게 우선적인 책임이 있다. 동시에 내담자가 그린 작품이므로 내담자 소유라고 볼 수도 있다. 경우에 따라 미술작품은 법적인 기록이므로 치료기관에서 소유권을 주장할 수도 있다. 이런 다양한 요소 때문에 소유권에 대한 논란이 일어날 수 있다. 한편, 학대를 경험한 내담자의 작품과 관련된 안전문제를 강화시키는 것이 중요하다. 내담자가 겪었던 성적 혹은 신체적 학대를 드러내고 있는 작품은 조심스럽게 다뤄야 한다. 반드시 작품을 안전한 곳에 보관해야 하며 내담자가 작품을 집에 가지고 가서 위협에 노출되지 않도록 해야 한다.

2) 그림의 진단과 평가에서의 윤리

내담자의 작품을 분석하고 이를 통해 진단하고 평가하는 것과 관련된 윤리적인 이슈가 있다. 많은 미술심리치료사들에게 작품의 분석은 임상에 중요한 부분이다. 그러나 질병과 미술작품을 연관시키려는 노력은 내담자에게 진단적인 꼬리표를 붙인다(Labeling)는 점에서 미술작품이 단지 질병을 나타내주는 표시로 전락해버릴 수 있다. Moon(1990, 1995)은 이미지에 의도적으로 하나의 꼬리표를 붙여 그 의미를 제한하는 행동을 뜻하는 Imagicide란 단어를 만들어 이를 비판하고 있다. 그는 미술심리치료사들이 때때로 이미지들이 무엇을 뜻하는지, 어떻게 분석하는지를 설명하고는 권위를 인정받기 위해 Imagicide를 한다고 지적하고 있다. 어떤 미술심리치료사들은 투사적인 진단지식을 바탕으로 치료과정에서 내담자의 작품에 대한 설명을 하기도 한다. 이러한 투사적인 진단에 대한 지식은 미술심리치료사가 되기 위해 필요한 요소일 것이다. 그러나 치료과정 중에 이런 진단을 하는 것이 내담자의 치료과정에 도움이 될 것인지, 해가 될 것인지를 잘 고려해야 한다.

Linesch(1988)는 특별히 자아발달이 미성숙하고 초자아가 약한 청소년들에게 해석적인 태도는 위험할 수 있다고 경고했다. Moon의 의견이 과도하게 예민한 반응으로 보일 수도 있지만, 때때로 미술심리치료사들이 미술심리치료만의 권위성을 확연히 드러내기 위해 작품을 분석하려고 하는 경우가 있다는 것은 사실이다. 실제로 아이가 그린 그림만을 가져와서 아이의 문제를 알아내 달라는 부모님을 자주 보게 된다. 또한 팀 어프로치를 하는 치료기관의 임상 스텝 회의에서 자기 환자의 작품을 보이며 자신이 내린 임상적 판단과 부합하는지 묻는 다른 분야의 치료사도 자주 만나게 된다. 작품이 만들어진 맥락이나 내용, 형식의 풍부함을 인식하고 대답을 하는지의 여부는 매우 윤리적인 문제이다. 만약 그림 한 장을 가지고 한 인간에게 꼬리표를 다는 것이 위험하다는 것을 알면서도 단편적인 대답을 해준다면 이는 은연중에 자신이 제대로 배운 미술심리치료사라는 것을 과시하려는 것이고, 미술심리치료사라면 환자의 작품에 대한 분석을 해야 그 전문적인 권위가 설 수 있다는 왜곡된 사실에 동조하는 것이 된다.

내담자의 평가에 쓰이는 DAP(Draw A Person), HTP(House-Tree-Person) 등과 같은 투사그림검사와 투사적 절차를 사용하는 여러 검사는 신뢰도 문제 등을 고려해서 내담자에게 미치는 윤리적 문제와 영향을 생각하고 신중하게 사용해야 한다.

> 미술심리
> 치료사를 위한 **Tip**

심리치료 관련 임상가들의 치료를 어렵게 하는 여러 가지 요인
(Corey, And Callanan, 1998)

- 힘의 우월감을 느끼려는 과도한 욕구
- 다른 사람을 도와 희생하려는 과도한 욕구
- 인정받고, 존경받고 싶은 과도한 욕구
- 해결되지 않은 개인적인 문제들
- 해결되지 않은 개인적인 충동들의 대립

미술심리치료사를 위한 윤리적인 지침

- 미술심리치료사는 꾸준한 교육활동과 임상경험을 통해 지속적인 발전을 꾀한다.
- 미술심리치료사는 자신의 교육, 훈련, 경험, 기타 관련 전문경험의 범위 내에서 자신이 할 수 있는 영역에 대해서만 미술심리치료(진단·치료·조언)를 제공해야 한다.
- 미술심리치료사는 내담자에게 효율적으로 도움이 되기 위해 적절한 전문가와 협조해야 한다.
- 미술심리치료사는 자신이 활동하고 있는 분야의 새로운 과학적·전문적 정보와 지식을 유지하기 위해 지속적인 교육과 연수의 필요성을 인식하고 참여해야 한다.
- 미술심리치료사는 치료자의 연령, 성별, 문화, 종교, 교육, 가치 등에 따른 개인 간의 차이를 이해하고 존중해야 한다.
- 미술심리치료사는 다중관계, 즉 내담자, 학생, 인턴, 수련생, 고용인, 연구생, 동료 등의 사람들과 전문적 역할관계에 있으면서 동시에 또 다른 역할관계를 가지는 것을 최소화해야 한다. 다중관계는 공정하고 객관적이며 효율적으로 업무를 수행하는 데 위험요인이 될 수 있으며, 상대를 착취하거나 해를 입힐 가능성이 있으므로 다중관계가 발생하게 될 때 신중해야 하고, 본래의 목적에 맞지 않는 관계를 맺지 않도록 주의해야 한다.
- 미술심리치료사는 연구 및 임상실험결과를 조작하거나 남용·악용하지 않아야 한다.

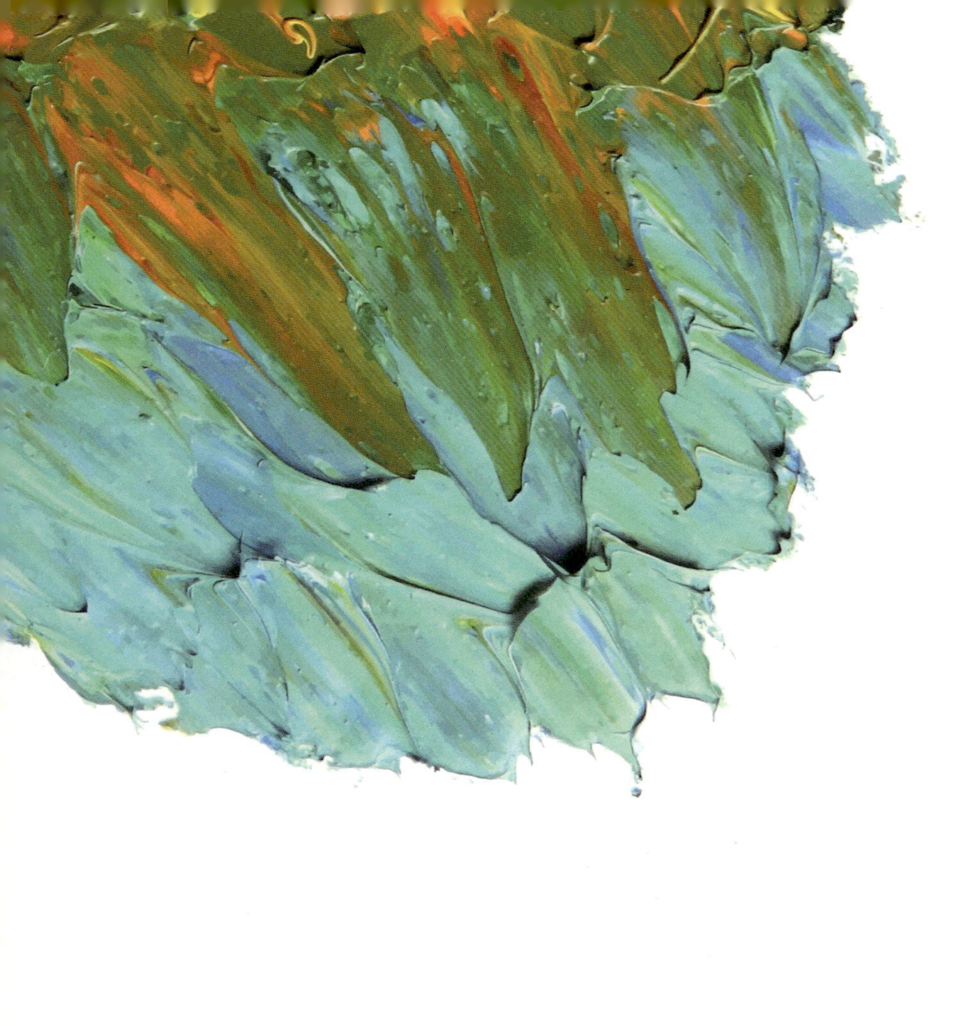

PART 2
미술
심리치료의
실제
05 06

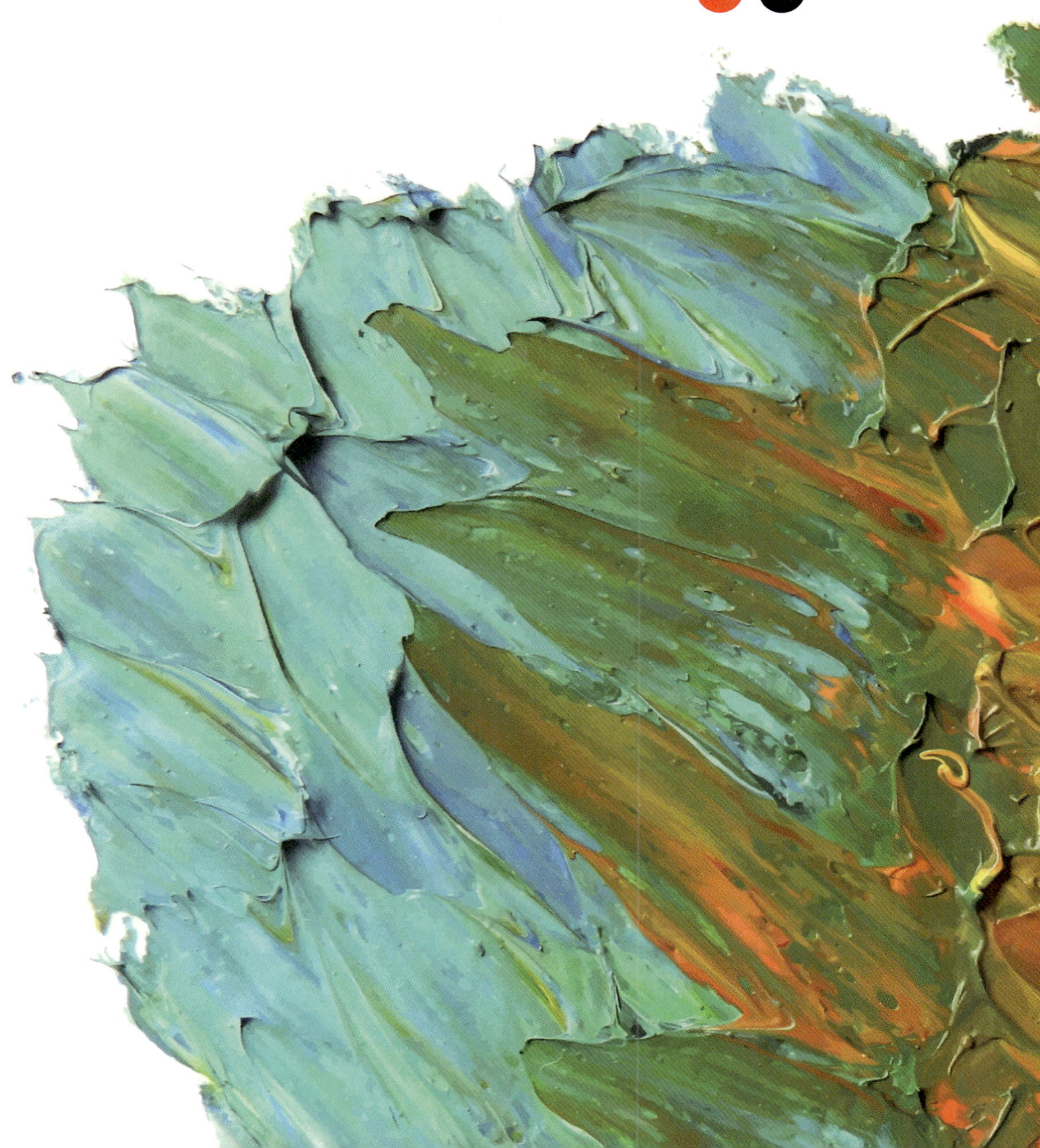

05

진단도구로서의
미술심리치료

1. 진단도구로서 미술

1) 투사검사의 역사적 고찰

투사적 그림검사의 대가 중 한 명인 Koppitz(1984)는 투사적 그림을 '비언어적 언어'라고 칭하면서 그림이 그 사람의 내면을 표현하는 의사소통의 중요한 수단임을 강조하였다. 내담자에게 있어 그림은 내담자가 세상을 어떻게 바라보고 느끼고 생각하고 있는지를 나타내주는 세계 공통적인 언어라고 할 수 있다.

19세기 말 유럽에서는 정신장애 환자들의 그림에 대한 관심이 증가하면서 그림이 정신병리의 진단에 도움을 주는 도구로 사용될 수 있다는 인식이 싹트기 시작하였고, 20세기 초에는 정신장애 환자들의 그림이 정신분열증과 같은 정신장애 진단을 확증해줄 수 있을 만큼 타당하다고 보았다.

Freud와 Jung 또한 20세기 초반 예술적 표현과 정신세계 간의 관련성에 대한 인식을 확장시키는 데 많은 기여를 하였고 두 사람은 모두 예술과 '상징', 성격 간의 관련성에 관심을 가지고 있었다. Freud는 개인이 갖는 '이미지'가 잊히거나 억압된 개인적 기억을 표상하는 것으로 보고 이러한 표상적 이미지로서 상징은 꿈이나 예술적 표현을 통해 표출된다고 생각하였다. 자신의 그림이나 환자의 그림에 나타난 심리학적인 내용에 관심이 많았던 Jung은 환자들에게 꿈을 그림으로 표현해보도록 격려하였으며, 이미지와 마음 사이에 중요한 연결점이 있다는 것을 인식하였고, 이미지에 담겨 있는

"

상징적인 의미들을 이해하는 기반을 마련하고자 하였다.

2) 그림을 통한 진단

투사적 그림검사는 '사람이나 집, 나무와 같이 특정한 형상에 대한 그림은 개인의 성격, 지각, 태도를 반영해준다'는 가정에 기반하고 있다. Buck의 집, 나무, 사람(House-Tree-Person)은 원래 당시 그가 개발하고 있던 지능검사의 보조수단으로 고안되었으나(Buck, 1984), 이후 지능과 성격 모두를 측정하는 수단으로 발전하게 되었다.

이후 Hammer(1958)는 임상적 평가와 미술심리치료 치료 전후 효과에서 HTP의 유용성을 검토한 후 연구들을 참고하여 정리하였으며, 발달적 측면과 투사적 측면을 포함한 평가도구로 더욱 정교하게 발전시켰다. Buck과 비슷한 시기에 활동하였던 Machover(1948)는 사람 그림의 상징적인 의미와 구조적인 요인을 모두 고려하여 투사적 그림에 심리학적 의미를 부여하고자 하였다. Machover의 인물화(Draw A Person)검사와 사람 그림에서 나타나는 투사에 대한 연구는 '인물화그림검사'의 임상적 적용에 관한 대부분의 연구에 중요한 영향을 미쳤다.

이러한 HTP, DAP를 응용한 그림검사들이 개발되었는데 대표적인 검사들로 가족화(Draw A Family), 빗속의 사람 그림검사(Person-In-The-Rain) 등을 예로 들 수 있다. 그림 진단은 임상심리학에서 심리측정의 진단도구로 즐겨 사용되며 중요한 역할을 하고 있다. 즉, 그림을 통한 진단은 상담자, 임상심리학자, 의사, 치료사들에게 인기가 높은 검사도구가 되었으며, 그로 인해 진단의 대상도 다양하게 확대되었다.

3) 투사그림검사의 장점과 단점

(1) 투사그림검사의 장점

진단으로서의 그림검사가 임상에서 인기가 있는 것은 현실적인 면에서 다른 어떤 검사도구보다 간편하고 경비가 적게 드는 장점을 가지기 때문이다. 그림은 검사대상자 혹은 환자가 쉽게 그림을 그릴 수 있으며, 검사상황에 그림을 그리는 직접성을 지니고 있다는 데 큰 매력이 있다. 그림이란 언어적 진술보다 훨씬 편안하게 다가갈 수 있는 매체이며, 검사대상자는 다른 진단상황에 비해 이완된 상태가 될 수 있다. 따라서 금기적 주제나 정신적 외상의 주제들이 다루어질 수 있게 된다. 그림을 통한 평가는 치료적 관점까지 영향을 끼칠 수 있다. 그러나 무엇보다 그림이 진단도구로 발전된 것은 그림으로 나타난 표현은 그린 사람의 개인적 진술이며, 그 안에 개인의 의식적ㆍ무의식적 내용을 지니고 있기 때문이다. 그림은 내담자가 가장 단순하고도 풍부하게 자신을 표현하고, 검사자 혹은 치료사와 접촉할 수 있는 가능성을 확장시켜 줄 수 있는 매개체가 되며, 언어적 치료법을 보완해줄 수 있는 도구가 된다. 그림은 미술심리치료뿐만 아니라 다른 심리치료나 상담에서도 진단과 차후의 치료계획을 위한 중요한 보조도구로 활용되어지고 있다.

(2) 투사그림검사의 단점

객관적 검사를 통한 평가를 기본으로 한 후, 그림을 통한 평가는 보조적 도구로서 사용하여야 한다. 그림을 단순한 심리측정의 도구로만 이용하여 평가하는 데는 문제점도 따르기 때문에 임상가는 기본적인 심리 진단의 지식을 갖춘 후에 접근할 수 있어야 한다. 특히, 투사검사를 통한 정신장애의 진단을 내려서는 안 된다.

(3) 투사그림검사의 평가 방법

미술심리치료사는 병원이나 다른 복지기관에서 활동할 때, 그곳에서 보관하고 있는 환자나 내담자의 개인 차트나 초기면담지를 통하여 환자의 가족, 병력, 학력 등에 대한 정보를 얻을 수 있다. 그러나 미술심리치료사는 그러한 정보와는 달리 자신이 스

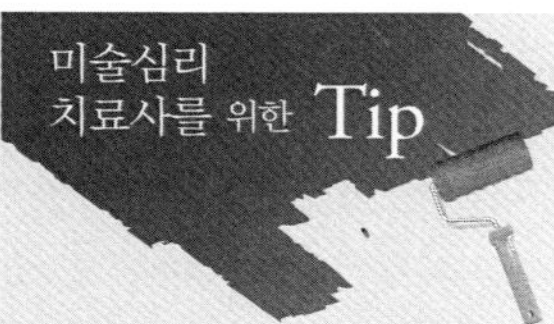

지시적 방법은 검사자가 검사대상자에게 구체적 주제를 제시하여 그리도록 하는 검사법이다. 이러한 방법은 일반적으로 쉽고 간단하게 할 수 있어 선호되지만, 검사대상자는 검사자의 의도를 알게 됨으로써 경직되거나 고의적으로 그리는 그림이 나올 경우도 있다. 비지시적 방법은 검사자가 검사대상자에게 주제를 제시하지 않고 자유롭게 그리도록 하는 방법이다. 이러한 검사를 통해서 검사대상자는 검사자의 의도에 매이지 않고 자유로운 분위기를 느끼며, 검사상황에서 자주 접하게 되는 낯설음과 경직성을 감소할 수 있다. 비지시적 진단방법은 임상현장에서 미술심리치료사들이 많이 사용하고 있는 방법이기도 하다.

스로 그림을 통하여 환자를 진단할 수 있다. 미술심리치료사는 자신이 보고자 하는 것을 발견하여 다른 사람의 진단과는 차이가 있는 또 다른 중요한 정보를 얻을 수 있다.

그러나 미술심리치료에서는 이러한 검사가 반드시 진단만을 위한 것이 아니라 미술심리치료과정의 한 부분으로서 이용되는 경우가 많다. 예를 들어, 치료 초기에 환자와 신뢰형성을 하는 보조적 목적으로도 그림검사 도구가 사용된다. 미술심리치료사는 이러한 검사 도구를 사용하면서 진단뿐만 아니라 미술활동에 대한 환자의 반응, 감정, 행동, 과정 등을 잘 관찰하여 치료과정에 적절하게 적용할 수 있다.

4) 그림 진단 시 유의점

(1) 그림 진단의 대상

미술심리치료는 모든 사람을 대상으로 한다. 어린이든 직장인이든 장애인이든 누구나 미술심리치료의 대상이 된다. 그렇다면 이런 다양한 사람들을 한 가지 기준으로 설명하거나 단정 짓는다는 것은 매우 위험한 일이다. 따라서 미술 결과물 하나만을 가지고 일대일 대응법으로 '이런 양식의 그림은 이런 내담자이다'라고 절대적으로 단정 지을 수 없다는 의미이다. 그래서 진단을 할 때는 그 대상의 연령, 상황, 특성을 고려해야 하며, 언어화시키는 작업이 반드시 필요하다. 이것이 밑바탕이 되어 있을 때 그림이 진단을 위해 쓰이게 되는데, 그 방법에는 여러 가지가 있다.

(2) 그림 진단 시 주요 관찰 부분

그림으로 진단할 때 중요하게 관찰하여야 할 부분은 결과와 더불어 활동 과정이다. 그림 분석은 크게 전체적인 평가와 형태적 분석, 내용적 분석, 태도적 분석이 있다.

먼저 전체적인 평가에서는 그림의 첫인상을 중요시하고, 그림이 얼마나 조화롭고 짜임새가 있는가, 구조는 잘되어 있는가, 이상한 것은 없는가에 주목한다. 다음 형태적인 분석에서는 그리는 시간, 순서, 크기, 위치, 필압, 스트로크, 대칭성, 방향, 상세함, 음영, 생략과 왜곡, 투명성 등이 있다. 예를 들면, 그림을 시작하는 데 시간이 오래 걸리는지, 바로 들어가는지를 본다거나 무엇부터 그리는가, 무엇을 그릴 때 가장 어려워하는가, 그렸다 지우기를 반복하는가(자신감이 없는 경우도 있지만 양가감정을 가진 대상인 경우도 해당되는 경우가 많다) 등을 본다. 그림을 다 그린 후에는 전체적으로 그림의 크기와 필압, 그림의 위치, 선의 특징을 관찰해야 한다. 작은 그림은 에너지가 작고 환경에 대한 부적응을, 필압이 약하면 억제가 높은 내담자라고 본다. 그리고 세부 묘사에 집착하는 부분은 없는지, 대칭적으로 그리지는 않는지를 봐야 한다. 과도한 상세함은 외부와 적절히 통합이 되지 않는다고 보며 생략과 왜곡은 그 부분의 갈등을, 투명성은 인격 통합의 상실과 현실 검증력의 상실로 본다. 보통 화면 구성의 경우는 그림이 위에 치우쳐 있으면 공상적이고 이상적이라고 진단하며 불안정하거나 우울한 경우 하단에 치우치고, 위축되고 과거 지향적이면 좌측 화면을, 미래지향적이며 성공 지향적일 때 우측 화면을 활용한다고 볼 수 있다. 내용적 분석에서는 특히 강조된 것은 없는지, 전경과 배경의 공간성은 어떠한지, 그림 요소들과 상관관계, 색채, 상징을 다룬다. 태도적 분석에서는 어떤 재료를 선택하는가, 활동하는 데 어려워한다거나 시작하기 어려워 하는가 등을 본다. 모든 것은 내담자 개인에 따라 각기 다르게 해석될 수 있어 그림의 진단은 내담자의 개인성을 고려하지 않고 일률적으로 해석되어서는 안 된다. 따라서 가장 중요한 것은 내담자의 설명과 의도, 느낌을 충분히 듣고 위의 모든 것을 종합적으로 해석해야 하는 것이다.

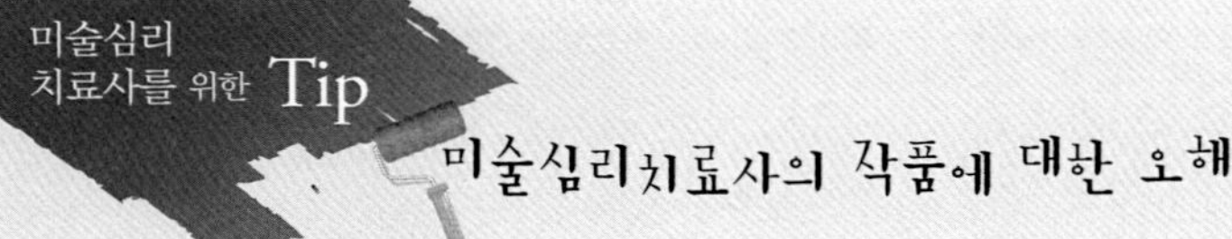

똑같은 빨강을 사용하더라도 조화롭게 칠해졌을 때와 이중적으로 칠해졌을 때, 거칠게 표현되었을 때가 모두 해석이 달리 된다. 빨강에 대해 내담자가 어떻게 느끼는지에 따라서도 해석이 달라지기 때문이다. 이와 같이 활동과정과 내담자의 설명이 가장 중요한 진단의 근거라고 볼 수 있다.

2. 투사그림검사의 종류

진단을 위한 그림검사의 종류는 아주 다양하지만, 여기에서는 미술심리치료에서 많이 사용되는 그림을 통한 투사적 검사와 자유화 및 미술심리치료사들에 의해서 개발된 검사도구들을 소개하고자 한다. 미술심리치료사들이 개발한 진단은 치료 초기에만 제한되지 않고, 작업의 결과보다는 과정을 중시하는 미술심리치료의 목적에 근거하여 종합적 진단의 방법, 즉 초기진단, 중기와 후기진단을 위한 수단으로 많이 사용되고 있다.

투사적 검사의 대표적인 것으로는 주제가 있는 검사로서 인물화검사(Draw A Person), 집 · 나무 · 사람검사(House-Tree-Person; HTP), 동적 집 · 나무 · 사람검사(Kinetic House-Tree-Person; KHTP), 가족화(Draw A Family; DAF), 동적 가족화(Kinetic Family Drawing; KFD), 동적 학교생활화(KSD), 풍경구성법(LMT), 발테그검사(WZT), 별 · 파도그림검사(SWT), 그림이야기법(DAS) 등이 있다.

1) 인물화검사(Draw A Person; DAP)

인물화를 심리검사의 도구로 사용하게 된 것은 1926년에 '인물화에 의한 지능측정'을 발표한 Goodenough(1926)가 최초일 것이다. 이 방법이 그대로 진단을 위한 투사법으로 발전하게 된 것이다. 이와 같은 성격진단 도구로서의 인물화검사에 대한 연구가 조직적으로 이루어지게 된 것은 1949년 Machover(1949)가 발표한 「인물그림에서의 성격투사」라는 논문이 계기가 되었다. 1952년에는 Levey(1950)가 「투사검사로서의 그림」을 발표했는데, 여기서 Levey는 '나는 인물화란 자유개념의 투사이고, 그 환경에 있어서의 누군가 다른 사람에 대한 태도의 투사이고, 이상적 자기 이미지의 투사이고, 외적 사정의 결과이고, 습관형태의 표시이고, 정서적 색조의 표시이고, 실시자나 그 상황에 대한 피험자의 태도의 투사이고, 일반적으로 생활이나 사람에 대한 그의 태도의 표시'라고 요약했지만, 보통은 이와 같은 여러 가지의 집성이라 볼 수 있다.

1952년에는 Jolles(1952)가 이 방면에 관한 연구를 발표했다. 특히 그는 인물화를 분석하는 틀을 발표해서 인물화에서 볼 수 있는 여러 가지 특징의 상징적 의미를 상세히 강조했다. 이와 같이 인물화 방법은 상당히 유망한 기법으로 발전되어 왔는데, 1954년에는 Blum(1954)이 Machover의 인물화의 타당성에 대해서, 특히 그 상징적 의미와 그 인물의 잘 되고 못 되고에 관한 관계를 비판하였다.

1956년 일본의 오오도모 시게루(大伴茂, 1960) 박사는 일본인 피험자에 대해서 실험검토를 거쳐 그 연구결과를 임상적으로나 연구용으로 사용하고 있다. 그는 인물화의 신체 각 부위 특징을 비롯하여 인물의 운동 측면이나 크기 등을 관찰하였다. 그는 관찰 부분을 17개 항목으로 나누어 성격 진단에 필요한 적절한 분석규준표를 만들어 냈다. 이것은 일본인을 대상으로 실시한 자료들을 토대로 오랜 경험과 전문가의 검토를 거친 것으로 타당성이 높은 검사로 알려져 있다.

(1) 인물화검사(DAP)의 특징

투사적 방법에 의한 성격검사로서 인물화가 선택된 이유는 여러 가지 있으며 특히 내담자에게 있어서는 내면세계, 즉 흥미, 욕구, 갈등, 성격, 인지능력 등을 잘 보여주는 것으로 평가받고 있다. 인물화검사(DAP)는 한 개인이 그의 기본적이고 전형적이며 독특한 성격 역동에 따라 비교적 비구조화된 상황에서 이를 통해 자신에 대해 중요한 자료를 드러낼 것이라는 가정에 근거를 두고 있다. 인물화의 가장 큰 특징은 자아상의 투사인 동시에 무의식적인 동기나 욕구가 표현된다는 점이다. 따라서 인물화검사(DAP)는 자기상이나 이상적인 자기상과의 일치를 다소 보여줄 것이라고 가정한다. 물론 자신에게 중요한 사람(부모, 배우자, 교사)을 표현할 수도 있다. Goodenough(1928)에 의하면 내담자는 무엇이든지 그릴 것은 생각만 하고 실제로 그리는 것은 보통 인물화라고 했다. 이에 대하여 Bender(1993)는 이것은 내담자가 자기 또는 자기와 다른 상이라고 생각하기 때문이라고 하였다. 따라서 인물화로 그림을 제한한다는 것은 일종의 제약과 같이 보이나 거의 제약되지 않는 것이라고 하였다.

인물화를 그릴 때 기교상 잘 그리고 못 그리는 것은 중요하지 않으며, 내담자의 그림에서 보는 물건과 그 사물에 대하여 아는 것을 그리는 경향이 있다는 점이 중요하다. 결함을 갖고 있는 내담자는 인물화에 그 결함을 나타낸다. Goodenough에 의하면 다수의 정신 병리적 내담자는 인물화에서 세부묘사를 하지만 개념을 가지고 있지 아니하거나, 다른 사람들은 이해가 어렵고 자신만 알 수 있는 개인적인 반응을 한다.

미술심리
치료사를 위한 Tip

Machover의 인물화검사(DAP)

- 지시문: "한 명의 사람을 그려라. 다른 성을 가진 사람을 그려라."
- 재료: A4용지, 연필, 지우개
- 적용영역(성인): 심리적 자화상, 인격상, 신체도식, 불안, 신경증적 갈등, 본능충동, 자기이해
실시하기가 매우 간단하고 단시간에 작성할 수 있으며, 자유화 등 그림에 대한 저항이 심한 경우 편리하게 사용된다. 그리고 다양한 선택, 다양한 자기표현(self-expression)이 허용되기 때문에 투사적 검사로서의 가능성을 풍성하게 갖고 있다. 또한 이 검사는 환자들의 사례연구를 통해 그 환자가 특별히 강조하고 있는 것의 의미를 파악한 경험적 타당성을 토대로 이론적 틀을 만들게 되었다.

Machover는 인물화는 자아 혹은 자아상이라고 하였으며 인물화는 머리, 얼굴, 손, 발, 몸, 어깨, 목 등 신체 각 부분에 대하여 자아상의 표현 방법을 구별할 수 있고, 여러 가지 자세, 연령, 복장 등으로 성격을 추리할 수 있다고 하였다.

2) 집 · 나무 · 사람검사(House-Tree-Person; HTP)

그림이 '투사적'일 수 있다는 인식이 확산되면서 내담자의 성격을 평가하기 위한 여러 가지 다양한 투사적 그림검사들이 심리학이나 심리치료 문헌에 등장하게 되었다.

가장 잘 알려진 투사적 그림검사 중의 하나가 Buck(1948, 1966)의 'House-Tree-Person(HTP)'이다. HTP는 원래 당시 Buck이 개발하고 있었던 지능검사의 보조적인 수단으로 고안되었으나, 이후 지능과 성격 모두를 측정하는 수단으로 체계적으로 발전하게 되었다. 집, 나무, 사람의 3가지 주제가 어린 내담자들에게도 매우 친숙하고 쉽게 그려질 수 있으며, 무의식의 활동과 연상작용을 활성화하는 상징성이 풍부한 소재라는 점에서 채택하였다고 설명하였다. 그 당시에는 주로 집, 나무, 사람의 중요한 특징들이 다 그려졌는지, 비례, 조망, 색깔은 어떻게 사용되었는지, 그리고 사후 질문 과정의 대답은 어떠하였는지를 기준으로 평가를 하였다.

Jolles(1964)에 의한 분류는 집, 나무, 사람에 대한 특징을 매우 상세하게 설명해준다. 보다 최근에 Hammer(1971)는 투사적 그림의 임상적 적용을 확장했으며, Koppize의 발달에 따른 점수와 방법, 인물화의 분석이 폭넓게 사용되어 왔다. 진단을 목적으로 하여 연필과 종이만을 사용하여 HTP를 그렸던 것을 Bebensky가 1950년대 후반에 치료를 목적으로 하여 HTP에 색을 칠하게 하였다. 이것은 내담자가 그들 자신을 어떻게 느끼며 과거를 어떻게 느끼는가 등을 알게 하는 자아발견의 원천으로 삼게 하기 위해서였다.

(1) 집 · 나무 · 사람검사(HTP)의 특징

누구에게나 친밀감을 주는 것이며, 문맹자에게 적합한 검사이다. 모든 연령의 피검사자에게 검사실시가 가능하며, 방법이 간접적이기 때문에 피검사자는 검사자가 요구하는 바를 모른다. 즉, 무엇이 바람직한 반응이고 무엇이 바람직하지 않은 반응인지를 피검사자는 알지를 못하므로 다른 지필검사보다 솔직하고 자유로운 자극으로 이용할 수 있다. 반응이 자유로워 피검사자의 반응은 그 개인에게 있어서는 중요하고도 결정적인 의미를 가지고 있는 것들일 가능성이 높다. 이 묘화검사는 '모호하고 구조화되지 않는 자극에 직면하게 되면, 사람이 자기의 내적 욕구, 태도 및 외계에 대한 막연한 지각 같은 것으로 반응하기 쉽다'는 가설에 입각하고 있다. 그리고 이 방법에서 쓰이는 자극은 모호성, 불완전성, 다의성 등을 가지고 있다. 따라서 그 반응의 해석에는 어려움이 따른다. 반응의 해석에 있어서는 자료의 여러 가지 측면을 총체적인 관점에서 해야 한다는 점이다. 그러므로 반응의 어떤 한 가지 측면만을 보아서는 안 되고, 그 전체성을 파악해야 한다.

HTP검사가 Rorschach검사, TAT(Thematic-Apperceptian-Test)검사 등과 다른 점은 Rorschach검사와 TAT검사가 제시된 자극을 어떤 모양으로 받아들이는가 하는 성격의 수동적인 과정에 중점을 두는 데 반하여 HTP검사는 적극적인 반응을 구성해가는 성격의 표출 과정을 중시한다. Rorschach검사와 TAT검사가 이야기를 매개로 하고 있지만 HTP검사는 그림을 매개로 하기 때문에 피검사자가 언어로 표현하려고 하지 않는 것과 언어로 표현되지 않는 성격의 단면을 포착하는 것이 가능하다. Rorschach검사와 TAT검사는 언어적 의사소통에 근거하는 반면, HTP검사는 도식적 의사소통에 의해 성격의 여러 면을 표현하고 있다고 할 수 있다. 정신분석학적인 개념인 투사는 어떤 자극상황에 있어서의 자유로운 반응에 반영된 개인의 무의식적 세계 또는 방어기제라는 뜻이므로 HTP검사도 바로 여기서 내담자의 무의식의 세계 또는 방어기제를 탐지해내자는 것이다. 이와 같은 특징을 가지고 있는 HTP검사는 성격을 이해하는 데 있어서 매우 유익하고 성과가 많은 기법이다.

(2) 집·나무·사람검사(HTP)의 실시순서와 방법

HTP검사는 개별검사로서 그림을 완성한 후에 여러 가지 질문을 행하여 피험자의 성격에 대한 많은 정보를 얻는다. 그러나 피험자의 적응수준이나 성격의 성숙도를 개괄적으로 알고자 할 때는 집단검사로 실시하는 것도 가능하다. HTP검사를 실시함에 있어서 피험자 한 사람에 대하여 A4용지(16절지 백지) 4장, HB연필 2~3자루, 지우개 1개를 준비해둔다. 규정 이외의 도구를 사용해서는 안 된다.

백지에는 우측 상단에 조그마하게 (1)부터 (4)까지의 번호를 기입한다. 이것은 인물화에서 남녀의 어느 쪽을 먼저 그렸는지를 알기 위해서이다. 집단검사를 행할 때에는 예비용으로 백지와 연필을 별도로 준비해두는 것이 좋다. 검사를 실시할 수 있는 준비가 되면 먼저 "지금부터 그림을 그려봅시다. 이것은 그림을 잘 그리고 못 그리는 것을 조사하는 것이 아니므로 즐거운 마음으로 그리십시오. 자기가 생각한 대로 그리면 좋습니다"라고 설명한다. 그다음에 "한 장의 종이에 하나씩 모두 4장의 그림을 그리십시오. 먼저 이 종이에 집을 그리십시오"라고 지시하면서 ①번의 종이를 제시한다. 시간은 지시를 한 후부터 그리기 시작하기까지와 그리기를 마칠 때까지를 측정하지만 엄밀히 측정할 필요는 없다. 피험자의 여러 가지 질문에 대해서는 "당신이 생각한 대로 그리십시오" 하고 답하며 질문은 기록하여 둔다. 집그림이 끝나면 ②번의 종이를 세로로 하여 제시하며 "이번에는 나무를 한 그루 그려보십시오"라고 지시한다. 나무그림이 끝나면 ③번의 종이를 세로로 제시하며 "이번에는 사람을 한 명 그려보십시오. 얼굴만이 아니라 전신을 그려보십시오"라고 지시한다. 인물화가 끝나면, 그림이 남자인가 여자인가를 물어서 ③번의 아래에 기입한다. 그리고 ④번의 종이를 세로로 제시하며 "그러면 이번에는 남자(혹은 여자)를 한 사람 그려보십시오. 역시 얼굴만이 아니라 전신을 그려보십시오" 하고 ③번의 처음 그린 인물과 반대되는 성의 인물을 그리도록 지시한다. 단, 그림이 현저하게 만화적으로 그려지거나 막대형의 그림(그림 1)이거나 추상적인 그림(그림 2) 등 형식적인 그림일 경우에는 다시 한 번 그리게 하는 것이 해석상에 효과가 있다. 집단검사를 실시할 경우에는 옆 사람의 그림을 보지 않도록 하고 사생을 하지 않도록 강조하며, 덧붙여 만화 등을 그리지 않도록 주의시킨다. 개별검사의 경우에 각각의 그림에 소요되고 시간은 대개 10분 정도 필요하다. 또한 집단검사의 경우 각각의 그림에 이름을 기록하게 하고, ③과 ④의 인물화에는 성별을 기록하게 하지 않으면 안 된다.

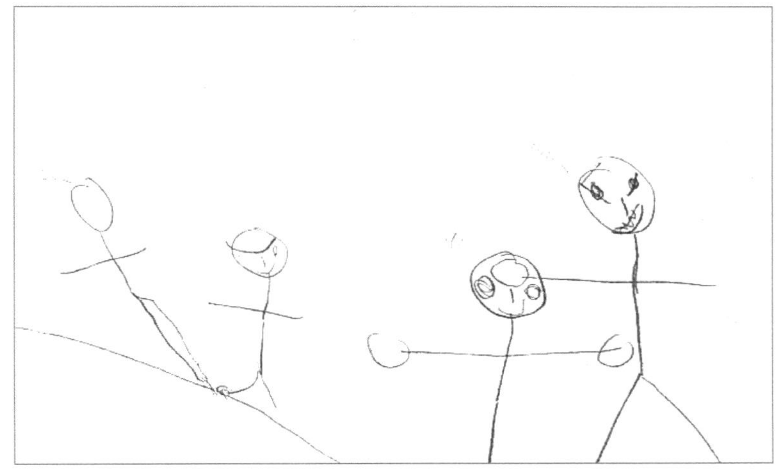

〈그림 1〉 막대상 사람 그림

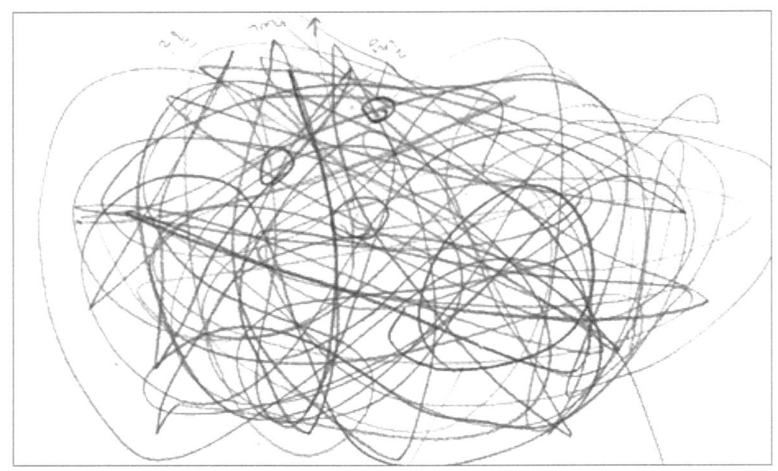

〈그림 2〉 가족의 모습을 추상적으로 표현한 그림

(3) 그림 그린 후의 질문방법

HTP검사 후의 질문은 피험자가 표현하고 있는 독특한 의미와 문제를 알기 위하여 극히 중요한 역할을 한다. 질문은 특별히 일정한 형식은 없으며 검사자의 필요에 따라서 행하는 것이 좋다. 이를테면 "이 그림에 대하여 당신이 느끼고 생각하는 것을 이야기해보십시오"라든가 "이 그림에 대하여 어떤 이야기를 만들어보지 않겠습니까?"라고 질문하는 것이 좋다. 질문에 대한 대답에 대해서는 그 이유를 묻는 것이 바람직하다.

다음은 일반적으로 사용되는 질문사항들이다. 모든 피험자에게 이 같은 질문을 하는 것은 실제적으로는 곤란하지만 해석의 단서를 얻기 위해서는 불가피한 것이다.

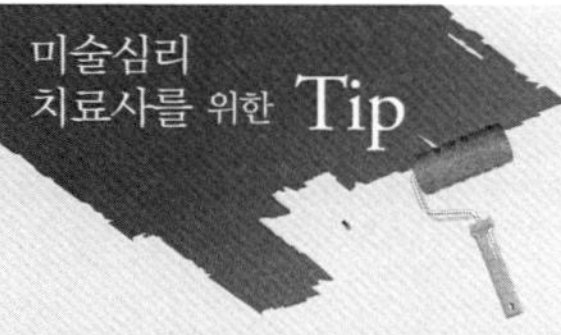

집그림 질문

1. 이 집은 시가지에 있는 집입니까, 교외에 있는 집입니까?
2. 이 집 근처에 다른 집이 있습니까?
3. 이 그림의 경우 날씨는 어떠합니까?
4. 이 집은 당신에게서 멀리 있는 집입니까, 가까이 있는 집입니까?
5. 이 집에 살고 있는 가족은 몇 사람입니까, 어떤 사람들입니까?
6. 가정의 분위기는 어떠합니까? 따뜻한 가정입니까, 애정이 없는 가정입니까?

7. 이 집을 보면 무엇이 생각납니까?

8. 이 집을 보면 누구의 일이 생각납니까?

9. 당신은 어떤 집에 살고 싶습니까?

10. 당신은 이 집의 어느 방에 살고 싶습니까?

11. 당신은 누구와 이 집에 살고 싶습니까?

12. 당신의 집은 이 집보다 큽니까, 작습니까?

13. 이 집을 그릴 때 누구의 집을 생각하고 그렸습니까?

14. 이것은 당신의 집을 그린 것입니까?

15. (특수한 집인 경우) 왜 이 집을 그렸습니까?

16. (그림에서 이해하기 곤란한 부분에 대하여) 이것은 무엇입니까? 왜 그렸습니까?

17. 이 그림에 더 첨가해서 그리고 싶은 것이 있습니까?

18. 당신이 그리려고 했던 대로 잘 그려졌습니까? 어떤 부분이 그리기 어려웠고, 마음에 들지 않습니까?

나무그림 질문

1. 이 나무는 어떤 나무입니까?(확실하지 않을 때는 상록수인가, 낙엽수인가를 질문한다)

2. 이 나무는 어디에 있는 나무입니까?

3. 한 나무만이 있습니까? 숲속에 있는 나무입니까?

4. 이 그림의 경우 날씨는 어떠합니까?

5. 바람이 불고 있습니까? 불고 있다면 어떤 바람이 어느 방향으로 불고 있습니까?

6. 해가 떠 있습니까? 떠 있다면 어느 쪽에 떠 있습니까?

7. 이 나무는 몇 년쯤 된 나무입니까?

8. 이 나무는 살아 있습니까, 말라 죽었습니까? 만약 말라 죽었다면 언제쯤 어떻게 말라 죽었습니까?

9. 이 나무는 강한 나무입니까, 약한 나무입니까?

10. 이 나무는 남자와 여자 중 어느 쪽을 닮았다고 봅니까?

11. 이 나무는 당신에게 누구를 생각나게 합니까?

12. 이 나무는 당신에게 어떤 사람을 느끼게 합니까?

13. 이 나무는 당신으로부터 멀리 있는 나무입니까, 가까이 있는 나무입니까?

14. 이 나무에 필요한 것은 무엇입니까?

15. 이 나무는 당신보다 큽니까, 작습니까?

16. (상흔 등이 있으면) 이것은 무엇입니까? 어떻게 해서 생겼습니까?

17. (특수한 나무인 경우) 왜 이 나무를 그렸습니까?

18. (그림에서 이해하기 곤란한 부분에 대하여) 이것은 무엇입니까? 왜 그렸습니까?

19. 이 그림에 더 첨가해서 그리고 싶은 것이 있습니까?

20. 당신이 그리고자 한 만큼 잘 그려졌습니까? 어떤 부분이 그리기 어려웠고, 마음에 들지 않습니까?

1. 이 사람의 나이는 몇 살쯤 되었습니까?

2. 결혼했습니까? 결혼했다면 가족은 몇 명 정도이며, 어떤 사람들입니까?

3. 이 사람의 직업은 무엇입니까?

4. 이 사람은 지금 무엇을 하고 있습니까?

5. 이 사람은 지금 무엇을 생각하며, 어떻게 느끼고 있습니까?

6. 이 사람의 신체는 건강한 편입니까, 약한 편입니까?

7. 이 사람은 친구들이 많습니까? 어떤 친구들이 있습니까?

8. 이 사람은 어떤 성격의 사람입니까? 장점과 단점은 무엇입니까?

9. 이 사람은 행복합니까, 불행합니까?

10. 이 사람에게 필요한 것은 무엇입니까?

11. 당신은 이 사람이 좋습니까, 싫습니까?

12. 당신은 이러한 사람이 되고 싶습니까?

13. 당신은 이 사람과 함께 생활도 하고 친구가 되고 싶습니까?

14. 이 사람을 그리고 있을 때 당신은 누구를 생각하고 있었습니까?

15. 이 사람은 당신을 닮았습니까?

16. (특수한 인물인 경우) 왜 이 사람을 그렸습니까?

17. (그림에서 이해하기 곤란한 부분에 대하여) 이것은 무엇입니까? 왜 그렸습니까?

18. 이 그림에 더 첨가해서 그리고 싶은 것이 있습니까?

19. 당신이 그리고자 한 만큼 잘 그려졌습니까? 어떤 부분이 그리기 어려웠고, 마음에 들지 않습니까?

(4) 집·나무·사람검사(HTP)의 해석

① 전체적 평가

그림의 전체적인 인상을 중시하고, 조화가 이루어져 있는가? 구조는 잘 되어 있는가? 이상한 곳은 없는가에 주목하여 어떤 모양의 사람을 그렸는가? 등을 생각해나가는 것이다. 전체적 평가에서 밝혀야 할 것은 피검자의 적응수준, 성숙도, 신체상에 대한 왜곡의 정도, 자기와 바깥 세계에 대한 인지방법 등이다. 전체적인 평가는 집그림, 나무그림, 인물화 등 각각의 그림에 대하여 평가하는 것만이 아니라 4장의 그림 전체가 조화를 이루고 있는가, 남성상과 여성상의 차이는 어떻게 나타내고 있는가 등을 검토하는 것이 중요하다. HTP검사의 전체적인 평가에 의하여 피검사자의 적응심리를 포착하기 위해서는 그림을 직관적으로 해석하는 능력이 필요하다. 직관적 해석능력은 육감처럼 막연한 것이 아니고, 그림에 대한 연구문헌을 읽고 연령과 성격 등을 달리한 피검사자의 그림을 많이 보고 검토함으로써 높이게 되는 것이다.

② 형식적 분석

HTP검사의 형식적 분석은 피험자가 어떻게 그리느냐 하는 그리는 방법과 양식을 검토하는 것으로 많은 연구자들이 다루고 있는 특성과 이에 대한 해석적인 가설을 기술하고자 한다. 그러나 이 같은 가설들이 모든 연구자가 일치된 견해에서 비롯된 것은 아니라는 사실에 유의해야 한다.

ⓐ 검사 시의 태도와 소요시간

그림을 그리고 있을 때 피험자의 태도와 행동은 그림을 해석하고, 증후와 해석을 결부시키는 데 있어 중요한 단서를 제공한다. 세부묘사가 불충분하고 그림의 필수 부분(집그림의 창문과 문)이 생략되어 있으며 극히 조잡하게 그려진 그림이라도, 피험자가 성실하게 그렸을 경우와 아무렇게나 그렸을 경우 그 의미가 다르다. 또한 즐거운 기분으로 그리는가, 긴장하여 그리는가 등 태도 그 자체가 의미를 가지며, 이는 피험자가 새로운 장면에 직면했을 경우의 태도를 시사한다. 그림을 그리는 데 소요되는 시간이 2분 이하로 짧을 때(그림 3)와 30분 이상 걸릴 경우, 지시 후 30초가 지났는데도 그리려 하지 않는 경우는 그 그림이 피험자에게 특별한 의미가 있으며, 그 그림을 그리는 것에 대해 어떤 갈등을 가지고 있는 경우가 많다. 특히 어떤 그림에 오랜 시간을 소요하는 경우 피험자는 완벽을 기하는 성향과 강박적 경향을 갖는 경우가 많다. 일반적으로 개개의 그림을 완성하는 데 소요되는 시간은 10분 정도이다.

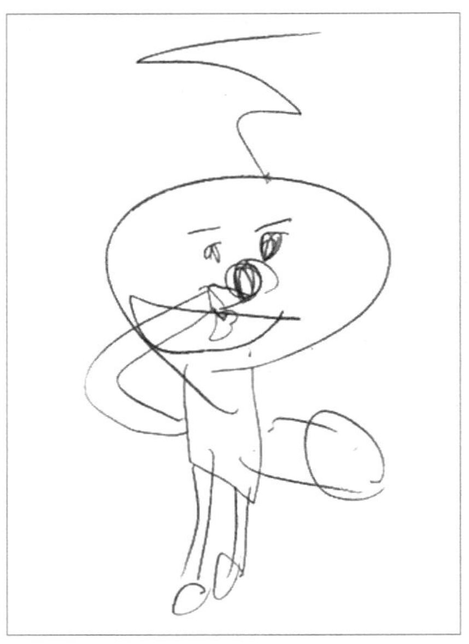

〈그림 3〉 빠른 속도로 그린 그림

• 내담자: 초등학교 2학년 남아로 가정의 불화와 학교
생활에 어려움을 겪고 있음.

ⓑ 순서

그림의 순서는 첫째, 집, 나무, 인물화의 각 그림을 전체로 보고 다른 그림과 비교
하는 것과 둘째, 한 개의 그림 중에서 부분이 그려지는 순서를 보고 분석해야 한다.
Hammer에 의하면, 경계선급의 정신질환자는 한 그림에서 다음 그림으로 넘어갈 때
마다 정서반응을 나타내며, 장애를 분명히 보이는 경우가 있다. 하나의 그림에서 어
떤 부분을 몇 번이고 고쳐 그리거나 그리다가 그만두는 것은 그 영역이나 그 영역이
상징하는 것에 대한 갈등을 나타내며, 그 갈등에 직면하는 것을 싫어한다고 생각할 수
있다.

ⓒ 크기

그림의 크기와 용지의 여백 부분과의 관계는 피험자와 환경, 피험자와 부모와의 관
계를 나타낸다. Levy에 의하면, 보통 사람들은 인물화를 20cm 정도 크기로 그리며 용
지의 2/3 정도의 공간을 사용한다고 한다. 그림의 크기는 피험자의 자존감, 자기 확
대의 욕구, 공상적인 자아에 대한 단서를 제공하기도 한다. 일반적으로 작은 그림은
자신이 환경에 부적응적이고 작은 존재라는 느낌을 가지고 있는 것을 나타내며, 무
력감, 열등감, 불안감을 표현하고, 폐쇄적이고 자기억제가 강한 사람에게서 보인다

(Alschuler & Hattwick, 1947; Buck, 1948; Burns & Kaufman, 1972). 그림의 크기가 작은 경우 에너지 수준과 관련이 있으며 심한 우울증적 경향을 보이기도 한다. 지나치게 크게 그리는 그림은 환경에 대한 적의와 공격성이 강함을 나타내고 환경으로부터의 압력에 대하여 자기를 확장하려 하며, 긴장이 강하며 조급하기 쉽고 화를 잘 내는 사람에게서 보인다. 때로는 활동과잉의 조증 경향의 사람, 과장적인 편집증, 공격적인 정신병질자에게서 보이기도 한다(Buck, 1948; DiLeo, 1973; Hammer, 1969; Machover, 1949).

ⓓ 위치

대부분의 내담자는 그림을 화지의 중앙에 위치하여 그린다. 그림 전체의 위치가 화지의 중심보다 위쪽에 위치한 경우 높은 목표를 가지며, 그것에 도달하고자 노력한다. 때로는 거기에 도달하기 어려운감을 가지고 있고 공상 중에 만족을 구하며, 자신의 존재가 불확실하여 공중에 떠 있는 것 같은 느낌을 가지고 낙천적이며, 자신을 다른 사람과 거리를 두어 다른 사람이 가까이 하기 어렵게 만든다. 중심보다 아래쪽에 위치하여 그린 그림은 불안전감과 위화감을 가지고 있어 그로 인해 우울한 기분이 된다. 자신은 현실적인 것을 지향하고 있다고 생각하며, 패배감을 마음속에 갖는 경우도 있으나 안정되고 침착한 경우로 생각할 수 있다. 또한 그림이 화지의 아래쪽 가장자리에 접해 있는 경우는 불안감이 강하고 더구나 그림이 작고 선이 약한 경우에는 우울 경향성이 강한 것으로 해석된다.

ⓔ 필압과 선의 농담

필압은 그림의 크기와 마찬가지로 피험자의 에너지 수준을 나타낸다. 그림의 전체가 강한 선으로 그려진 경우는 긴장이 변화된 상태이며, 그림의 어떤 부분이 진하게 그려진 경우는 그 부분에 대한 고착이나 그것이 상징하는 것에 대한 억압이나 적의를 나타낸다. 그림의 윤곽선이 진하지만 그림 안의 선들은 윤곽선만큼 진하지 않을 경우는 성격의 평형을 유지하는 것이 곤란한 것을 나타낸다. 집의 벽이나 나무줄기의 윤곽선을 진하게 하는 것은 현실과의 접촉을 유지하며 공상에서 만족을 구하려고 하는 경향을 억압하려고 하는 것이고, 지면의 선이 진한 것은 현실수준에서 생긴 불안감을 표시하며, 집의 지붕에만 사용된 진한 선은 불안감을 가지고 공상에서 만족을 구하려고 한다. 또한 매우 약한 선은 자신감이 없는 폐쇄적인 사고의 경향성을 나타낸다. 대인공포증과 자기 폐쇄적인 만성정신분열증, 알코올중독자는 인물화의 윤곽선을 진하게 그리며, 연한 선으로 불연속적인 스케치풍으로 그리는 것은 자신을 드러내지 못하는 소심한 사람에게서 보인다. 정면을 향한 얼굴로 윤곽선만이 진하고 얼굴의 내부가 연하게 그려진 것은 사회활동에 참가하려는 강한 욕구를 가지면서도 실제로는 수줍음을 타는 소심한 사람으로 자의식이 강한 사람이다. 그리고 같은 방법으로 옆얼굴을 그리는 것은 폐쇄적인 사고, 자기애가 강한 사람이다. 일반적으로 그림의 윤곽선이 확실하며, 힘 있고 중단되지 않는 경우는 외부압력으로부터 자신을 지키고자 하는 욕구를 나타낸다(Buck, 1948; Hammer, 1969; Jolles, 1964; Machover, 1949).

ⓕ 지우기

HTP검사에서 지우개를 적당히 사용하는 사람은 가소성과 순응성이 있으나 지나치게 사용하는 경우는 불안감, 우유부단함, 불확실성과 자신에 대한 불만을 나타낸다. 그림이 불완전함에도 불구하고 다시 그리려고 하지 않는 것은 어느 정도 병적인 거부반응이다. 어느 부분을 지워버리는 것은 그 부분이 상징하는 것에 대한 피험자의 강한

미술심리 치료사를 위한 Tip

그림 진단을 위한 형식적 그림 분석 구조적 요소

- 그림을 어떻게 그려나갔는가?
- 그림의 크기가 적절한가?
- 그림을 종이의 어느 위치에 그렸는가?
- 연필을 얼마나 힘주어 눌러 그렸는가, 즉 필압이 얼마나 강한가?
- 선의 질이 어떠한가?
- 그림의 세부 특징을 어떻게 묘사하였는가?
- 그림을 그리다가 지운 적이 있는가, 무엇을 지웠는가?
- 그림의 대칭적인 측면을 강조했는가?
- 눈이나 코 혹은 창문과 같은 그림의 일부분을 왜곡하거나 빠뜨린 것이 있는가?
- 척추 뼈가 보이게 사람을 그리는 등 투명성이 나타났는가?
- 그림의 대상이 움직이고 있는 모습으로 그렸는가?
- 종이의 방향을 돌려가며 그렸는가?
- 그리라고 지시한 것 이외의 것을 더 부가해서 그렸는가, 무엇을 더 그렸는가? 등이다.
  ⓐ 검사 시의 태도와 소요시간 ⓑ 순서 ⓒ 크기 ⓓ 위치 ⓔ 필압과 선의 농담 ⓕ 운필(stroke) ⓖ 지우기 ⓗ 대칭성 ⓘ 방향 ⓙ 세부묘사(details) ⓚ 생략과 왜곡 ⓛ 절단 ⓜ 그림자와 음영 ⓝ 투시화 ⓞ 원근법 ⓟ 운동성 ⓠ 지면선 ⓡ 기타의 표시

갈등을 나타내며, 지우고 다시 그린 경우가 처음의 그림보다 나은 경우에는 바람직한 것이지만 그렇지 않은 경우는 기질적 질환을 나타내는 수가 있다. 또한 어떤 부분을 몇 번이고 고쳐 그리는 것은 그 부분과 그것이 상징하는 것에 대한 갈등을 나타낸다.

ⓖ 생략과 왜곡

그림의 어떤 부분이 생략되거나 왜곡되어 있는 경우에는 그 부분이 피험자에게 있어서 갈등이 되고 있음을 나타낸다. 예를 들면, 외계에 관심이 적은 사람은 창문이 생략된 그림을 그리며, 절시증의 사람은 눈이 없는 사람의 그림을 그리는 경우가 있다. 그림의 특정한 부분이 아니고 그림 한 장 전체에 걸쳐서 생략이나 왜곡을 보이는 것은 적절한 세부묘사가 결여된 것과 같은 의미를 가지고 있다.

③ 내용적 분석

내용분석은 무엇을 그렸는가 하는 것을 취급하는 것으로 그림에 있어서 이상한 부분, 형식 분석에 나타난 특성 등을 참고로 하여 그림 가운데에 강조되어 있는 부분을 다룬다. 내용 분석에 있어서는 명백하고 큰 특징을 먼저 다루되, 그림 후의 질문을 행하며, 피험자가 질문에 따라 연상하는 것을 묻는 것이 그림 분석에 보다 더 효과적이다. 또한 그림 자체에 현저한 특징이 없는 경우에도 그린 후의 질문을 행함으로써 피험자의 성격을 이해하게 되는 경우가 많다. 그림의 어떤 특징적인 증후는 무엇인가를 상징하고 있다는 도식적 의사소통이라는 점에서 명백하다. 그러나 그림의 상징적 의미는 인류 전체에 보편적인 의미를 갖는 것도 있으나 특정한 문화나 개인에게만 통하는 특수한 의미를 가지는 경우도 있다.

이를테면 팔은 이집트의 상형문자로는 활동성을 상징하는데 양팔을 올리는 것은 기도나 자기방어를 나타내며, 나무를 우주의 생명력을 상징하는 것으로 간주하는 것은 인류에게 보편적인 상징적 의미라고 하겠다. 그러나 박쥐가 중국에서는 행복과 장수를 의미하는 데 반하여 서구에서는 이러한 의미가 없는 것은 문화의 차이에 기인한 것이다. Hammer는 거세 수술을 받은 환자의 수술 전후의 HTP검사에서 굴뚝, 가지, 둥지, 팔, 코 등의 돌출부가 남성 생식기의 상징으로써 사용되었으며 원, 삼각형, 중심이 움푹 파인 물건이 여성 생식기를 상징하였다고 말하고 있으며, 이것들은 Freud의 정신분석학에서도 인정되고 있는 상징들이다. 따라서 내용분석에 있어서는 어떤 증후의 보편적인 의미와 특징적인 의미를 함께 고찰해야 한다.

ⓐ 집그림의 해석

집은 피검자가 성장하여 온 가정상황을 나타낸다. 자신의 가정생활과 가족관계를 어떻게 인지하며, 그것에 대해 어떤 감정과 태도를 가지고 있는가를 보이는 경우가 많다. 따라서 집그림은 피험자가 현재의 가정을 어떻게 바라보고 있는가 하는 것 외에 이상적인 장래의 가정과 과거의 가정에 대한 소망을 나타낸다. 집그림에서는 그림을 전체적으로 평가함과 아울러 필수 부분인 지붕, 벽, 출입문, 창문 등을 어떻게 그리는가에 유의해 해석해야 한다.

·굴뚝
굴뚝은 가정에서의 심리적 온정에 대한 지나친 관심, 남성에 대한 성적 관심, 힘에 대한 관심, 창조력에 대한 높은 관심을 나타냄. 굴뚝의 생략은 상당한 수동성, 가정에서의 심리적 온정의 결여를 나타냄.

·문
문의 생략은 심리적으로 얻기 어려운 것을 말함. 문이 마지막에 그려지는 경우(사람과의 접촉을 싫어함, 수줍음을 나타냄, 현실 도피 경향). 너무 작은 문은 접근의 까다로움이나 수줍음을 나타냄. 너무 큰 문은 사회적 접근을 나타냄. 측면의 문은 현실 도피를 나타냄.

·지붕
그물무늬의 음영 넣기는 강한 의식과 수반된 죄의식, 강조는 공상에 대한 과잉 통제와 관련 있음.

·창문
창문이 그려지지 않은 것은 철회와 상당한 편집증적 경향성, 많은 창문은 개방과 환경적 접촉에 대한 갈망, 커튼이 쳐진 창문은 가정에서의 아름다움에 대한 관심과 수줍은 접근을 나타냄. 대단히 작은 창문은 심리적인 거리감과 수줍음을 나타냄.

·방
특별한 방과 관련된 그림은 그린 사람의 정체감, 방과 관련된 부정적 혹은 긍정적 경험들, 그림을 그린 사람에게 있어서 방에 대한 특별한 상징을 나타냄. 욕실의 강조(Freud의 "항문기적 성격", 강박관념적으로 더러움을 씻어내는 의식으로 청결에의 강조, 숨는 장소, 욕실을 너무 강조해 그리는 사람들의 대부분은 아동기 때 가족들과 긴장하며 싸운 경험이 있는 경우, 은신처이며 아주 조용한 장소), 침실의 강조(아주 조용하고 우울해 보이는 경우, 우울증적 경향이 있는 사람을 위한 은신처, 성적 행위를 위한 장소, 병자를 위한 장소), 식당과 부엌의 강조(양육을 위한 장소, 구강과 의존성은 그림을 그린 사람의 애정에 대한

강한 욕구에 대한 특징), 거실의 강조(사회화를 위한 장소, 오락실의 강조는 놀이를 위한
장소) 등. 불결한 방은 가정 혹은 자신에 대한 적개심을 나타냄.

- **도화지의 측면**
도화지의 측면은 일반적인 불안정감을 나타낼 수도 있음.

- **관목과 꽃**
관목과 꽃은 사람을 나타냄.

- **계단과 보도**
계단 혹은 보도는 사회적 상호관계의 환영을 말함. 창도 없는 편편한 벽에 기대어 있는
계단은 접근과 관련된 갈등을 나타냄. 긴 보도나 집에 기대어 있는 계단은 유도된 접근을
말함.

- **벽들**
튼튼한 벽은 완강한 자아, 얇은 벽은 약한 자아와 상처 입기 쉬운 자아, 과잉 강조된 수평
적 차원의 벽은 실용주의와 근거에 대한 욕구, 부서진 벽은 분열된 성격을 나타냄.

ⓑ 나무그림의 해석

나무그림은 피험자의 기본적인 자기상을 나타내며, 피험자가 자신의 마음상태에
대해 어떻게 느끼고 있는가를 무의식적으로 변형하며, 정신적으로 성숙도를 표시하고
있다. 나무의 필수 부분은 줄기와 가지이며, 순서는 보통 줄기부터 시작하여 잎으로
그려가지만 화가 또는 표면적으로 통합되어 있는 사람은 뿌리부터 그리기도 한다. 지
면의 선을 먼저 그리고 나무를 그리는 것은 타인에게 의존적이며 타인으로부터 인정
받고 싶어 하는 사람이다. 한편 나무를 그린 후 지면의 선을 그리는 것은 행동에 있어
서 처음에는 침착하지만 곧 불안해지며 타인의 인정을 구하는 사람이다. 잎을 맨 먼저
그리는 것은 마음의 안정성이 없고 표면적인 허영과 허식을 구하는 경향이 있음을 나
타낸다. 나무그림에 대한 해석은 전체적인 평가가 중요하며 부분에 구애받지 않고 먼
저 전체를 직관적으로 바라보는 것이 중요하다. 여기서는 나무그림의 해석에 대한 몇
가지 지표를 학자들의 의견을 중심으로 제시해둔다.

- **나무에 있는 동물**

나무에 동물을 그리는 것은 비교적 드묾. 각 동물은 그림을 그린 사람이 동일시할 수 있는 인물을 나타냄. 가장 흔한 것이 다람쥐로 행동에 대해서 연속적으로 박탈 경험을 가지고 있는 사람들에 의해서 종종 그려짐. 몇몇 의존적인 사람들은 나무 구멍 속에 동물을 둠으로써 따뜻하고 보호적인 자궁 속에 있는 것을 상징으로 나타냄.

- **사과나무**

떨어지는 혹은 떨어진 사과들은 거리감이나 죄의식을 나타냄. 종종 강간과 같은 외상 후에 보임.

- **나무껍질**

벗겨진 경우(어렵고 난폭한 생활, 진하게 그려진 것은 불안감). 지나치게 상세히 그려진 것(강박감, 완고함, 강박관념을 통제하기 위한 조심스러운 시도들)

- **가지**

일반적인 것(조직화되고 조화되어 적당하게 형성된 가지들이 활발하고 균형을 이루며 자라는 것을 말함. 유연성, 크기, 수와 균형의 정도는 양육과 성장을 위한 환경과 접촉하려는 것을 나타냄). 특별한 것(엄밀한 좌우대칭은 통제를 위한 강박적인 욕구를 말함). 집을 향해 있는 좌우비대칭은 가족이나 안정에 대한 관심, 애착을 나타낼 수도 있음. 집에서 멀리 떨어진 것은 가족들의 접촉들에서 멀리 떨어져 독립적으로 성장한 경우를 말함. 꺾여 있거나 잘려진 가지들은 외상 혹은 거세에 대한 감정을 나타냄. 죽은 가지들은 생활의 일부에서의 상실감이나 공허함을 나타냄. 줄기에 접하지 않았거나 부러진 가지들은 체계적이고 조직화된 양식에서 끝까지 해내지 못하는 꿈꾸는 사람이나 공상적인 사람을 나타냄. 버드나무와 같이 아래로 늘어진 가지들은 "미안함"을 나타내는 경향이 있고 과거에 집착하는 사고를 가지고 있음. 위로 뻗어 올라간 가지들은 환경 속에서 기회를 찾아가는 것을 말함. 줄기에서 삐져나온 새로운 성장은 새로운 희망이나 신뢰하는 환경을 향한 새로운 움직임을 나타낼 수 있음. 줄기에 비해 지나치게 큰 가지는 환경에서 만족을 얻기 위해서 지나친 노력을 하는 부적절함을 나타냄. 가지에서 그네를 타는 사람들은 생활의 일부분을 타인의 희생에 초점을 두는 것에 대한 긴장을 나타냄. 가지 위에 지은 나무 집은 위협적인 환경에서의 보호를 찾기 위한 시도를 나타내는 경우가 있음. 커다란 줄기에 대해 가느다란 가지들은 환경에서 만족을 얻을 수 없음을 나타냄. 언덕 위에 있는 나무는 종종 정신적인 의존성을 보여줌. 특별히 나무가 단단하고 크다면, 위로 올라가고자 하는 노력으로 보임. 커다란 잎들은 부적합성과 관련된 의존성을 나타냄. 어린 나무는 미성숙이나 공격성을 나타냄(Buck, 1948; Burns & Kaufman, 1972; Burns, 1982; Jolles, 1964).

- **뿌리**

나무뿌리의 강조는 보통 미성숙이나 "정착되지 않은 일"과 관련된 과거에 대한 관심을 나타냄. 그들 스스로를 확신할 수 없는 사람들은 종종 과거 사건이나 사람들에 의하여 그들 자신을 정의함으로써 그들이 누구인지 알아내고자 함. 죽은 뿌리는 초기 생활에서의 강박적 · 우울증적인 감정을 나타냄. 손톱, 갈퀴와 같은 뿌리는 의지하고 있는 사람이나 장소를 말함. 도화지의 가장자리에 그려진 뿌리는 불안정감, 안정에 대한 욕구를 말함(Jolles, 1964).

• 줄기
일반적인 것(나무줄기도 성장과 발달에 있어서 에너지, 창조적 생명력, 리비도, 생활의 느낌에 대한 감정을 반영, 줄기에 있는 외상적 표시들은 심각한 외상을 경험했던 나이를 반영하는 것 같음. 꼭대기로 갈수록 가늘어지는 줄기는 약화된 활력, 즉 "쇠약한" 것을 나타냄). 특별한 것[줄기에 있는 짙은 음영은 만연된 불안을 나타냄. 희미하게 음영이 진 줄기는 수동성을 나타냄. 줄기에 있는 상처는 외상적 경험을 반영하는 경우도 있음. 가느다랗거나 매우 좁은 줄기는 불확실한 적응과 생활에 부적합하게 얽매여 있음을 나타냄. 바람에 흔들리는 줄기는 환경에서의 압력과 긴장들을 나타냄(Buck, 1948; Jolles, 1964)].

ⓒ 인물화의 해석

인물화는 가장 깊이 연구된 것으로 나무그림이나 집보다 자기상을 더 잘 나타낸다. 그러나 인물화는 피검사자에게 경계심을 품게 하고 자기를 방어하려는 생각을 갖게 하기 때문에 의식적 · 무의식적으로 자기의 모습을 왜곡시켜 나타내며 자기 이외의 인간을 그리는 경우가 많다. 자기의 현실상이나 이상상을 나타내며 자기에게 있어서 의미 있는 사람, 일반적인 사람을 어떻게 인지하고 있는가를 나타낸다. 인물화는 자기상뿐만 아니라 피검사자에게 의미 있는 사람을 표현하는 경우가 많다. 피검사자 주위에서 가장 좋은 사람이거나 가장 싫어하는 사람 또는 양가적 감정을 지닌 인물로 보아야 한다. 내담자는 양친의 상을 의미 있는 사람으로 그리는 경향이 있다. 이것은 내담자가 양친을 동일시하여 자신의 행동양식의 본보기로 양친을 바라보기 때문이다. 인물화를 그리는 순서는 얼굴을 먼저 그리며 다음에 몸통 그리고 손, 발을 그려가는 것이 보통이다.

• 처음에 그리는 성(性)
대부분의 피험자는 자신과 동성인 인물을 먼저 그림. 인물화에서 이성상을 먼저 그리는 사람은 이성에 대한 성적 관심이 강한 사람, 의미 있는 사람이 이성이며 그 사람과 심리적으로 밀착된 경우에는 성의 동일시에 혼란이 있고 자신의 성적 역할을 심리적으로 받아들이지 못하거나 동성애 등의 가능성이 있음. 여자가 남자보다 이성상을 먼저 그리는 경우가 더 많고, 남녀 모두 20세경에 증가하는 경향이 있음. 이성상을 먼저 그리는 피험자에 대한 연구에 의하면 성범죄자, 동성애자, 알코올중독자, 약물중독자, 정신장애자들이 그렇지 않은 사람보다 이성상을 먼저 그린다는 보고가 상당히 많음.

- **인물화의 크기**

인물화의 크기는 피험자의 자존심과 활동성 등을 의미. 피험자의 성별에 관계없이 피험자의 약 반수는 남성상을 여성상보다 더 크게 그리는 경향이 있음. 어쨌거나 이성상을 지나치게 크게 그리거나 적게 그리는 것은 어떤 의미에 있어서 성적 역할에 혼란이 있다고 생각됨.

- **만화적이거나 추상적인 인물**

인물화를 추상적으로 그리거나 만화처럼 그리는 것은 검사에 대한 자기방어적인 태도와 경계심을 나타내는 동시에 인간관계에 불안을 갖고 있으며, 자기개념이 확립되어 있지 않고 타인에 대하여 적의를 가지며, 인간관계를 피하려고 하는 것을 나타냄. 피험자 중에는 동성상 또는 이성상의 하나만을 만화적으로 또는 추상적으로 그리는 것은 자기를 나타내려 하지 않는 사람이나 이성에 대한 거부적인 태도와 성적 관심을 은폐시키려는 사람에게서 자주 보임.

- **머리**

현저하게 큰 머리(보통보다 큰 머리는 과대평가 혹은 고도의 열망, 사람의 체격에 대한 불만, 보통 이하의 지능, 정상적으로 아동들은 성인보다 비율적으로 큰 머리를 그림). 현저하게 작은 머리[지적으로, 사회적으로 혹은 성적으로 부적절한 감정이나 무기력, 열등감 혹은 약함(DiLeo, 1973; Jolles, 1964; Machover, 1949)].

- **머리카락**

머리, 턱, 가슴 혹은 다른 어떤 곳에 있어서 체모의 강조[활력에 대한 노력; 성적 징후(Buck, 1948; Jolles, 1964; Machover, 1949)], 보통 화장의 강조와 더불어 웨이브지고 매력적인 머리카락은 정교한 자기도취로 표현, 청년기 여성의 경우에는 정신적·신체적 증상 혹은 천식 혹은 자기도취, 성적 비행 경향성을 가지고 있음(Buck, 1948; Machover, 1949). 머리카락의 생략이나 부적절함은 낮은 신체적 활력을 나타냄(Machover, 1949).

- **얼굴**

얼굴이 생략되고 나머지 부분이 부적절하게 그려진 것[개인 상호 간의 관계가 분명치 않고 피상적임. 부적절한 환경적 접촉, 치료에서의 나쁜 예후; 만족한 인물화는 좋은 예후를 나타냄(Burns & Kaufman, 1972; Machover, 1949)]. 희미한 안면의 형태는 다음의 것들을 나타냄[철회 경향, 특히 측면일 경우에는 개인 상호 간의 관계에서의 소심함 및 자의식(Burns & Kaufman, 1972; Machover, 1949)]. 얼굴의 과도한 강조와 강한 강화는 부적절함과 약함을 공격적·사회적으로 현저한 행동으로 보상함을 나타냄(Machover, 1949).

- **눈**

현저하게 큰 눈은 의심, 관계망상 혹은 다른 편집증적 특징들로서 특히 눈이 검고 위협적이거나 날카로운 경우에는 공격적 표출 행동 경향을 가짐(DiLeo, 1973; Machover, 1949), 상당한 불안(특히 눈에 음영이 진 경우), 사회적 의견에 대한 과민성(Machover, 1949), 외향적인, 사회적으로 외향적으로 나가는 경향들(Machover, 1949), 여성들은 남성들보다 눈을 크게 상세하게 그림(Machover, 1949). 보통보다 작거나 감은 눈은 내향적 경향, 자기도 취(관조적·내향적 경향). 작은 눈에 비해 큰 안와는 강한 시각적 호기심과 죄의식, 성적으로 훔쳐보는 취미와 관련된 갈등(Machover, 1949). "텅 빈 눈"인 생략된 동공은 그들의 환경을 인식하는 것에 관심이 없고 막연하게 특성이 없는 것으로 인식하는 사람들의 경우에 있어서 내성적이며 자아도취적 경향을 나타냄. "피카소" 눈(혼란되게 그려진 하나의 눈이나 혹은 인물의 얼굴 중앙에 그려진 하나의 눈)은 다른 사람이나 의미 있는 다른 사람에 대해서 과도한 관심이나 경계심을 나타냄(Burns & Kaufman, 1972).

- **눈썹과 속눈썹**
상당한 정교화, 특히 정돈된 눈썹은 아마도 과도하게 몸단장을 함으로써 솔직한 행동에 대한 비평적인 태도를 반영하는 경우일 수도 있음. 조잡한 눈썹은 세련된 훌륭한 몸단장과는 거리가 먼 "야만적이고 난폭하며 노골적인" 경향을 보임. 일어선 눈썹은 경멸적인 태도를 보임. 남성이 속눈썹을 자세히 그린 것은 동성애적 경향의 가능성을 나타냄(Machover, 1949).

- **귀와 코**
강조된 큰 귀 혹은 머리카락을 통해 비쳐 보이는 큰 귀[청각장애의 가능성, 청각과 관련된 관심, 비평에 대한 민감성, 상당한 관계 망상(Buck, 1948; Jolles, 1964; Machover, 1949)]. 압력이나 크기를 통한 코의 강조[성적 두려움이나 거세에 대한 두려움(Buck, 1948; Hammer, 1971; Jolles, 1964; Machover, 1949)]. 콧구멍이 그려져 있으며 강조되어 있는 것은 공격적 경향과 정신 신체적 증상인 천식 상태를 나타냄(Burns & Kaufman, 1972; Machover, 1949).

- **입과 턱**
입의 강조[퇴행적 방어, 구강기, 구강기적 성격을 강조, 야만적 경향성, 언어 문제의 가능성(Machover, 1949)]. 입의 생략[상당한 심리 신체적 천식의 상태, 우울상태의 가능성, 타인들과 의사소통하는 것을 원하지 않음(Buck, 1948)]. 벌린 입은 구강적 수동성을 나타냄. 담배, 이쑤시개, 파이프 등과 같은 것이 입안에 있는 것은 구강적 성애에 대한 욕구를 나타냄(Machover, 1949).

- **팔**
접촉 부위들(팔, 손, 손가락, 다리, 발), 보통과 다르게 그려진 팔(일반적으로 그림에서의 팔의 상태와 위치는 사람의 신체적 상태 및 유형 혹은 환경과의 접촉을 반영), 경직된 두 팔은 강박적이며 억압된 성격을 나타냄. 흐느적거리는 두 팔은 일반적으로 무능력한 성격을 나타냄. 손을 허리에 대고 팔꿈치를 옆으로 벌이고 있는 팔은 "자기도취 혹은 으스대는" 경향이 있는 것을 말함. 몸통에서 오른편으로 기계적, 수평으로 뻗어 있는 팔은 천박하며 환경에 대해 무감동한 접촉을 하는 단순하고 퇴행적인 개인을 나타냄. 약하고 위축된 팔은 신체적 혹은 심리적 약함, 부적절함을 나타냄(Buck, 1948; Hammer, 1971; Jolles, 1964; Machover, 1949). 강화된 팔, 특히 근육이 강조된 팔은 보통 물리적 특성으로 권력 싸움을 나타냄. 넓은 어깨 등과 관련될 때 공격적 경향성과 연결됨(Burns & Kaufman, 1972; Jolles, 1964; Machover, 1949). 길고 강한 팔은 탐욕적이고 보상적 야망, 신체적 강건함에 대한 욕구, 그리고 환경에 대한 능동적 접촉의 욕구를 나타냄(Buck, 1948; Jolles, 1964; Machover, 1949). 매우 짧은 팔은 야망의 결여, 부적절함에 대한 노력의 부족을 나타냄. 팔의 생략은 손의 생략과 같이 죄의식, 극단적인 우울증, 일반적인 무력감, 환경에 대한 불만, 강한 철회 경향 등을 나타냄(Buck, 1948; Burns & Kaufman, 1972; Jolles, 1904).

- **손**

  희미한 손은 사회적 상황에서 신뢰감의 결여나 일반적 신뢰감의 결여 또는 생산성의 결여, 어쩌면 둘 다를 나타냄. 음영이 있는 손은 보통 공격적 혹은 자위 행동과 관련된 불안이나 죄의식을 나타냄. 현저하게 큰 손은 공격성을 나타냄. 과장된 손은 억제된 충동을 나타냄. 인물화에서 가장 흔히 생략되는 부분이기 때문에 손의 생략은 의미가 적으나 이것의 생략은 부적절함, 거세불안, 자위에 대한 죄책감, 그리고 신체 기관의 상태와 관련됨(Buck, 1948; Jolles, 1964; Machover, 1949). 마지막에 그려진 손은 부적절한 환경에 접촉하기 싫음을 나타냄. 손가락들(손가락들에 대해 다루는 것은 종종 손이나 팔에 대한 것보다 더 중요하다고 생각, 일반적으로 손가락들은 손이나 팔을 그리기 전에 그려짐. 손가락들은 가장 엄격한 감정 속에서의 접촉 특징을 나타내며, 우호적이고, 적극적인, 적대적·파괴적 방식으로 아주 광범위하게 사용될 수 있음), 갈퀴 같은 진하고 곧은 선들 혹은 끝이 뾰족한 손가락은 유아적·야만적·공격적 경향(Buck, 1948; Hammer, 1971; Jolles, 1964; Machover, 1949). 단단히 쥔 주먹은 공격성과 반항을 나타냄. 아동화에서 흔한 손이 없고 손가락만 있는 그림이 성인에게 보일 때에는, 특히 강한 압력으로 한 차원에서 그려진 것일 때는 퇴행과 유아적 공격성, 공격적 경향성을 나타냄. 짙게 음영이 지거나 강조된 손가락들은 일반적으로 죄책감을 나타내는 것으로 간주되고 보통 도벽이나 자위행위와 관련됨. 현저하게 큰 손가락들은 공격적인 경향성을 나타냄.

- **다리**

  매우 긴 다리도 자율성에 대한 강한 욕구를 나타냄. 보통 허리 아랫부분을 그리지 않으려고 하는 것과 관련 다리 그리기를 거절하거나 혹은 스케치 선으로서 그려질 경우에는 심각한 성적 혼란이나 병리적 위축을 나타냄(Jolles, 1964; Machover, 1949).

- **발**

  길게 늘어진 발은 강한 안정감에 대한 욕구와 상당한 거세 불안의 가능성이 있음. 작고 특히 가느다란 발은 불안정감, 위축, 의존성과 다양한 정신 신체적 상태들과 관련됨(Buck, 1948; Jolles, 1964; Machover, 1949). 발을 그리는 데 있어서의 저항은 우울증적 성향, 실망을 나타내며, 침대에 누워 지내는 환자를 포함하여 신체적으로 위축감을 지닌 사람의 그림에서 종종 보임. 발을 그리지 않는 경우는 도피의 경우에 흔함(Buck, 1948; Burns & Kaufman, 1972; Hammer, 1971; Jolles, 1964).

- **자세의 특징**

  벌리고 선 자세, 인물이 도화지의 중앙에 있을 때 공격성, 독선적 공격성, 때때로 불안정감

미/술/심/리/치/료/학/

에 의해서 반대로 행동하며, 작거나, 음영이 져 있거나, 강화되었거나 혹은 약한 필압으로 그려지거나, 지면 선을 사용해 발이 그려져 있는 경우보다 명백(공격적인 저항이나 불안정감)함(Buck, 1948; Jolles, 1964; Machover, 1949). 다리가 공중에 떠 있고 전체상이 비스듬히 그려져 있을 때 만성적 알코올중독의 경우와 같이 심한 불안정감과 의존성을 나타냄. 신체의 다른 부위(몸통, 어깨, 가슴, 허리선, 엉덩이, 접합부 등)

- 둥근 몸통은 수동적이며, 보다 덜 적대적이고, 상대적으로 여성적 · 유아적이며 퇴행적인 성격을 나타냄. 각이 진 형들은 상대적으로 남성적인 성격을 나타냄. 어울리지 않게 작은 몸통은 충동의 부인, 열등감 혹은 둘 다를 나타냄. 몸통의 아랫부분을 마지못해 폐쇄시킨 것은 성적인 편견을 나타냄. 보통과 다르게 그려진 어깨(일반적으로 어깨의 표현 방식은 신체적 힘에 대한 욕구 표현으로 간주), 각이 진 어깨는 공격적 · 적대적 경향을 나타냄(Buck, 1948; Hammer, 1971; Jolles, 1964). 작은 어깨는 열등감을 나타냄(Buck, 1948; Jolles, 1964). 남성의 경우, 불안정한 개인들과 청소년들의 경우에는 당당한 어깨는 보상적 반응을 가진 성적인 양가감정이나, 공격적 경향을 나타냄(Hammer, 1971; Machover, 1949).

- 남성이 현저하게 큰 유방을 그리는 것은 강한 구강적 의존 욕구를 나타냄(Machover, 1949).

- 단추의 강조[(의존적 · 유아적 · 부적합한 성격), 퇴행, 특히 중앙에 기계적으로 그려졌을 경우(Buck, 1948; Jolles, 1964; Machover, 1949), 소맷부리의 단추가 강조된 경우는 의존성에 대한 강박상태가 더해짐을 나타냄].

- 호주머니의 강조(유아적 · 의존적 남성, 애정 혹은 모성의 박탈로 종종 정신병리적인 원인, 커다란 호주머니가 강조된 경우는 어머니에 대한 정서적 의존성과 관련된 갈등을 지닌 청소년의 남성다워지려는 노력을 나타냄).

- 넥타이의 강조[부적절한 성적인 감정: 특히 청소년들과 40세 이상의 남성에게 있어서 (Buck, 1948; Jolles, 1964; Machover, 1949)]

- 신발의 강조(커다란 신발은 안정에 대한 욕구를 나타냄. 신발, 레이스 등을 너무 자세히 그리는 것은 강박적이며 지나치게 여성의 특징을 나타내는 것으로 사춘기 소녀의 경우에 흔히 관찰됨).

- 모든 인물이 막대 같은 인물로 그려졌을 경우[검사 장면에 대한 방어나 저항 반응, 특히 전체 그림을 완성시키도록 요구했을 때, 낮은 지능, 반항을 나타내는 것으로 최소한의 협력(Hammer, 1971; Reynolds, 1978)], 눈사람은 정서적 박탈을 나타냄.

- 투시화[옷을 통해 보이는 신체적 부분은 성인의 경우 성적으로 훔쳐보는 경향을 나타내지만, 아동의 경우는 정상일 수 있음. 신체기관의 문제들, 현실 왜곡; 빈약한 현실검증력, 나이 든 아동들과 청소년들의 경우 정신병, 낮은 지능(Reynolds, 1978)].

3) 동적 집 · 나무 · 사람검사(Kinetic House–Tree–Person; KHTP)

인간을 이해하기 위해 그림을 이용한 것은 19세기 말부터 시작되었다. 인간을 이해하기 위한 수단으로 그림을 이용한 선구자로는 Goodenough(1926)를 들 수 있다. Goodenough는 아동기에서 청소년기까지 규준이 되는 인물화의 발달 과정을 연구했으며, 그림과 지능의 발달 관계를 규정했다. 후에 Harris(1963)는 Goodenough의 연구를 더욱 발전시켰다. 그리고 우리나라에서는 김재은 · 여광응이 '인물화에 의한 간편 지능검사'로 표준화 작업을 하여 보급시켰으며 현재도 지적장애의 지능검사에 유용하게 사용되고 있다. 1949년 Machover는 내담자의 그림에 대한 임상적 해석기준을 마련하여 '인물화에 의한 성격검사'의 기반을 마련하였으며, Buck(1948), Buck과 Hammer(1969)는 집 · 나무 · 사람그림을 발달적 · 투사적인 측면에서 연구했다. 또한 Jolles(1964)는 집, 나무, 사람에 대한 특성을 매우 상세하게 기술했다. 그리고 Hammer(1971)는 투사적 그림의 임상적 적용을 더욱 폭넓게 확대시켰다.

그러나 HTP에는 각각 그려진 그림들에 행동이나 상호작용을 나타내지 못하는 제한점이 있다. 이러한 HTP의 단점과 문제들을 보완하기 위해서 Burns는 역동성을 부여하도록 동적 집 · 나무 · 사람기법을 발전시켰다. 둘째, HTP에 역동성을 도입시킨 동적 집 · 나무 · 사람그림은 그림을 통해서 얻을 수 있는 정보의 양적 증가와 질적 향상을 가져왔다. 셋째, KHTP의 해석에 있어서도 Maslow의 발달적 관점을 도입하여 인간의 성장과 잠재력을 함께 고찰하고 이해하도록 하였다. Burns의 KHTP는 HTP에 동적 차원을 가미시켜 형성한 것으로서 KHTP는 KFD(Kinetic Family Drawing)와 KSD(Kinetic School Drawing)와 관계가 있다.

KHTP는 다음의 4가지의 목적을 가진다. 첫째, 자기, 가족 그리고 학교 에너지들의 기반 속에서 개인들을 이해하는 데 유용한 서로 관련되는 역동적 그림들, 즉 KHTP, KFD 그리고 KSD에 대한 상호 관련성을 좀 더 발달시키기 위해서이다. 둘째, 개인과 가족치료에서 인간을 이해하는 데 KHTP의 유용성을 증명하기 위해서이다. 셋째, 투사적 기법들과 발달심리 사이에 하나의 다리를 제공하기 위해서이다. 넷째, 투사적 기법들과 동양적 사고 사이에 하나의 다리를 제공하기 위해서이다.

[표 4] 동적 집 · 나무 · 사람(KHTP)의 사전 · 사후 비교분석의 예

		사전	사후
그림		〈그림 4〉 KHTP의 사전	〈그림 5〉 KHTP의 사후
그림순서		나무 → 집 → 사람	집 → 나무 → 사람
질문 반응		추운겨울에 달동네에서 소년원에 있는 5명이 함께 살면서 서로에게 관심이 없고 여자아이는 열 받아서 뒤돌아 서 있고 행복하지 않다.	따뜻한 봄날에 주택가에서 엄마, 나, 동생이 함께 살면서 서로 사랑하며 행복해하고 있다. 여자아이는 친구들에게 장난을 쳐서 웃고 있다.
형식적분석	집	기울어진 집 지붕의 표현과 십자가 창문 표현선을 통해 가족 관계 형성에 다소 부족함으로 보인다.	지붕선의 뾰족함으로 아직도 공격성은 보이나 균형 잡힌 선을 통해 긍정적인 사고의 가능성이 보인다.
	나무	나무의 표현에서 수관의 잘려서 그려진 부분과 가장자리 그림을 통해 충동성이 드러나며 뿌리의 날카로운 처리가 공격성이 보인다.	작은 수관의 형태로 에너지가 부족해 보이나 나무의 위치가 중앙에 그려져 있어 자신의 모습을 긍정적으로 보고 있는 것으로 보인다.
	사람	뒤돌아 서 있는 사람의 형상으로 대인관계와 심리적 자아와의 만남에 대해 거부감으로 보인다. 발 부분에 흔들리는 표현은 자신감 있게 서 있지 못하고 흔들리는 자아의 모습을 형상화한 것으로 보인다.	사람의 형상은 정면으로 표현하여 긍정적인 면을 볼 수 있고 손과 발의 등장으로 안정적인 자신의 모습을 볼 수 있다.

KHTP에서 그림들의 밀착, 거리, 순서와 크기에 대한 해석

1. 밀착

집과 사람의 밀착, 나무와 집의 밀착 등, 밀착은 그림을 그린 사람들이 그들의 생활 속에서 여러 가지 중요한 일들을 분리할 수 없고 해결할 수 없다는 것을 반영해준다. 자신의 생활문제를 해결하지 못하며, 명백하고도 순탄한 인생의 행로를 가지 못하는 사람은 만성적으로 충족되지 않고 불만스러운 것처럼 보인다.

2. KHTP에서 그리는 순서

일부 사람들은 지시에 따라서 열을 지어 집, 나무, 사람을 그린다. 그러나 대부분의 사람들은 KHTP에서 그들 나름대로의 순서로 그림을 그릴 것이다. 여기에 순서가 무엇을 뜻하는가에 대한 몇 가지 가정이 있다.

3. 나무를 가장 먼저 그리는 경우

- 나무를 가장 먼저 그리는 사람은 생활에너지와 성장을 가장 중요하게 생각한다. 이것은 성장하려고 하는 사람이나 살아 있는 전형적인 사람들의 유형이다. 그러나 때로는 자살하고 싶은 충동을 가진 사람 혹은 '살려는 의지'를 잃어버린 사람들도 종종 나무를 먼저 그린다.
- '위로 향하고자, 즉 성장하고자' 하는 사람들 또한 나무를 먼저 그린다.
- 해석을 가치 있게 하려면 전체 KHTP의 부분으로서 나무를 보아야 한다. 나무가 밀착되어 있는가, 죽었는가, 어느 쪽을 향해 굽어 있는가? 이 같은 정보는 '의미'를 보다 분명하게 해준다.

4. 집을 먼저 그린 경우

- 세상에 소속되고자 하는 욕구: 생존을 위한 욕구
- 신체에 소속되고자 하는 욕구: 신체욕구 혹은 강박관념을 나타낼 수 있다.
- 사회에 소속되고자 하는 욕구: 집은 성공이나 혹은 성공에 대한 멸시를 보여준다.
- 양육을 위한 가정
- 양육을 주고받기 위한 가정: 창조적이고 즐거운 장소

5. 사람을 먼저 그린 경우

- 세상에 대한 소속감의 통제와 관련된 관심
- 신체를 드러내거나 혹은 숨긴다.
- '성공'을 보여주거나 혹은 '성공'에 대한 경멸
- 양육적인 사람
- 즐겁게 주고받는 사람
- 만일 자신 이외의 사람을 그린다면 그것은 특별한 사람, 예를 들면, 죽은 가족성원, 사랑하는 사람, 증오하는 사람, 영웅 혹은 영웅적이지 못한 인물에 사로잡혀 있다는 것을 반영한다.

4) 동적 가족화검사(Kinetic Family Drawing; KFD)

가족화(Drawing A Family)에 움직임을 첨가한 일종의 투사화를 말한다. Burns & Kaufman(1970)에 의해 발전된 동적 가족화는 개인을 통해 가족의 역동성을 파악하기에 더욱 용이하다는 이점이 있다. 동적 가족화는 주제통각검사와 유사한 점이 많으며, 일반적으로 가족화가 가지는 상동적인 표현을 배제하고 있다. 따라서 연령이나 사회적 지위 순으로 그리는 가족화의 단점을 보완하여 가족구성원에 대한 감정이나 태도를 투사하게 하는 것이다. 동적 가족화는 그린 사람의 눈에 비친 가족들의 일상생활 태도나 감정을 그림으로 나타냄으로써 그린 사람의 주관적 판단에 의존한다. 이러한 판단은 그림, 사람, 자신의 과거 경험이나 현재 상태에 의존하고 있다.

결국 객관적·물리적 환경으로서의 가족인지라기보다는 자신을 주체적·선택적으로 지각하는 주관적·심리적 환경으로서의 가족이 적용되는 것이다. 가족치료의 입장에서 볼 때, 동적 가족화의 도입은 의식적·무의식적 투사기법으로써 내담자를 진단하고 치료하는데 상당한 가치가 있다고 보인다. 동적 가족화의 해석에 있어서는 많은 연구자들이 이 방법에 대한 타당도와 신뢰도를 연구하고 있고, 현재 한국에서는 표준화되지 않은 검사이지만 대체로 몇 가지 기준을 통해 해석하고 있다.

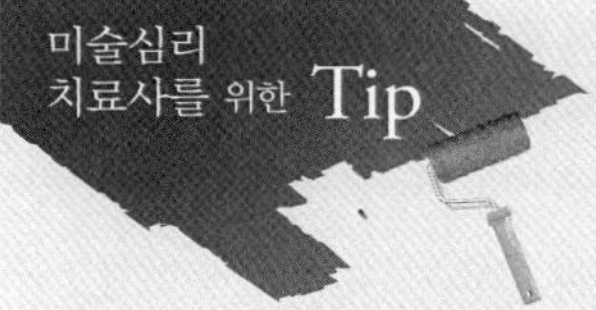

동적 가족화의 해석은 5개의 진단영역으로 나누어진다. 즉, 인물상의 행위(actions), 양식(styles), 상징(symbols), 역동성(dynamics), 인물상의 특성(figure characteristics)으로 나누어진다.

1. 인물상의 행위: 인물상의 행위는 2가지 관점에서 해석될 수 있다.
   - 행위의 상호작용 측면에서 볼 수 있는데, 가족 모두가 상호작용하고 있는가, 아니면 일부가 상호작용하고 있는 가 또는 상호작용 행위가 없는가에 따라 가족의 전체적 역동성을 엿볼 수 있다.
   - 각 인물상의 행위를 중심으로 가족 내 역할유형 등을 알 수 있다. 주로 아버지, 어머니, 자기상을 중심으로 분석하는데 그 이유는 이 세 사람이 공통되는 가족구성원이라는 점과 자녀에게 있어서 부모는 성격형성의 중요한 장을 형성해주기 때문이다.
   - 대체로 아버지상은 TV 보기, 신문 보기, 일하는 모습이 많이 나타나고, 어머니상은 부엌일이나 청소 등과 같은 가사 일을 하고 있는 모습을 많이 볼 수 있다. 자기상은 공부, TV

보기, 노는 모습 등으로 그려져 있다.
- 행위에 대한 해석은 다음에 언급할 그림의 양식, 상징 등을 함께 고려하여 전체적 관점에서 해석되어야 한다.

2. 양식
- 내담자는 그림에서 다른 인물상의 접근, 거리를 강조하기도 하고, 숨기기도 하기 때문에 의식적으로 혹은 무의식적으로 명확하거나 혹은 교묘한 여러 가지 그림의 특징을 나타낸다.
- 양식은 일반양식, 구분, 포위, 가장자리, 인물하선, 상부의 선, 하부의 선 등 7가지로 분류할 수 있다.

3. 상징
- 동적 가족화에서 나타난 모든 사물에 대한 임상적 의미를 부여하기는 어렵다. 많은 동적 가족화를 통해 보편적으로 발견되는 사물과 거기에 공통된 임상적 의미를 예측한 것이 상징의 영역으로 간주하고 있다.
- 아래의 영역은 임상적으로 의미를 부여할 수 있는 사물들을 영역화해서 몇 가지만 나열하였다.

4. 역동성
- 가족 간의 감정을 용지의 전체적 맥락에서 파악할 수 있는 영역이다. 여기에는 인물묘사의 순위, 인물상의 위치, 인물상의 크기, 인물상 간의 거리, 인물상의 얼굴 방향, 인물상의 생략, 타인의 묘사 등이 속한다.

5. 인물상의 특징
- 동적 가족화는 기본적으로 가족원을 포함한다. 따라서 각 인물상에 대한 묘화의 특성은 인물화검사에서 자세하게 설명되어 있으므로 동적 가족화에서 해석할 필요가 있는 특징만 나열해보기로 한다(음영이나 갈기기, 윤곽선 형태, 신체 부분의 과장, 신체 부분의 생략, 표정, 의복의 장식, 회전된 인물상, 정교한 묘사, 필압).

이상에서의 5가지 영역의 해석관점은 모든 경우에 동등하게 적용될 수 있는 것은 아니다. 개개의 그림은 각각 다른 의미와 깊이와 내용을 갖추고 있고, 피험자의 마음의 눈으로 본 자신을 둘러싼 세계, 그중에서 가족에 대한 해석을 내리는 수단이다. 그러므로 하나의 동적 가족화에 의해서 피험자의 심리역동적 기제를 해석한다는 것은 매우 신중을 기해야 한다. 즉, 유동적인 해석과 함께 다른 심리검사 결과나 피험자의 가족적 배경에 관한 정보가 첨가된다면 보다 유효한 동적 가족화의 해석에 가까이 갈 수 있을 것이다.

5) 학교생활화(Kinetic School Drawing; KSD)

Knoff와 Prout(1988)는 청소년들 내담자들이 학교 내에서 그들과 관련성이 있는 학교인물, 즉 자신, 친구들, 교사가 무엇인가를 하고 있는 그림을 그리게 함으로써 학교환경 내에서의 상호관계 및 학업 성취성을 알아낼 수 있다는 생각 아래 학교생활 그림(Kinetic School Drawing; KSD)을 개발하였다. KFD와 KSD의 동적 그림체계에서 사용되는 그림은 그림 내에서 심리학적 문제들과 관련된 행동과 역동성을 일으키는 임상적·진단적인 면을 갖추고 있으며, 개인의 성격과 태도들에 대한 양상을 조사하는 기법으로서의 역할을 한다. KFD와 KSD는 동료, 가족, 학교 등 의미 있는 타인 가운데서 관계에 대한 청소년 내담자의 지각을 측정하는 투사기법의 역할을 할 뿐만 아니라 청소년 상담과 심리치료에 유용한 도움이 된다. 또한 KSD는 학교 내에서 생활하는 가운데 학생들이 어떤 어려움을 갖고 있는지를 측정하고, 그것이 태도와 행동에 어떤 영향을 미치며 고립장면과 특별한 관계 또는 청소년들에게 어려움을 주는 상호작용을 인지하게 하여 치료를 가능하게 한다. 동적 그림체계에 대한 실증적인 연구에서 Burns(1970) & Kaufman(1972)은 기술된 누적 자료를 사용하여 임상장면에서 행위, 양식, 상징, 해석적 지침을 사용하였고, Myers(1978)는 팔의 뻗침, 음영, 힘의 장이 연령에 따라 달라짐을 보고하였다. Sobel(1976)은 남자 청소년 비행아와 정상아의 변별 연구에서 신체 부위의 생략, 가족의 생략, 비활동성의 3가지 변인에서 유의미한 차이가 있다고 보고하였다. 비행청소년의 경우 신체 부위의 생략과 비활동성이 높게 나타난 것은 충동성을 억제하거나 자신의 행동을 통제하기 위한 의도나 검사자에 대한 반감에서 나타났을 것으로 추측하였다. 학교생활 그림의 유의점은 첫째, 사람은 성장하면서 가정과 학교를 병행해나가게 되고 개인적인 인격성숙과 자아정체성, 사회성 발달 등의 성숙과 성장이 가정과 학교 둘 다에서 행해지게 됨으로써 KSD를 적용하여 학생들의 적응수준을 알아보는 그림검사법이 도입되었다. 둘째, KSD는 해석상의 오류를 범할 수 있는 여지가 있는데, KFD나 인물화검사 등과 함께 실시된다면 좀 더 구체적이고 명확한 자료로의 접근이 용이할 것이다. 단, 하나의 학교생활 그림을 통해 그린 사람의 심리 역동적 기제를 해석하는 데는 매우 신중을 기해야 한다. 셋째, 학교생활 그림은 학교, 의미 있는 타인, 즉 친구 및 교사의 관계에 대한 내담자의 지각을 측정하는 투사기법의 역할뿐만 아니라 내담자 상담 및 심리치료에 유용하다. 그러나 KSD는 검사의 신뢰도에 영향을 미치는 검사자에 의한 측정오차가 연구되어야 하는 문제점과 해석의 주관성에 따른 해석상의 차이가 있을 수 있다. 넷째, 검사자의 일관성 있는 태도의 유지와 해석 및 부분적인 특성이나 형식보다 내용이나 전체적인 해석을 하는 것이 보다 효과적이다. 다섯째, 미술표현이 가지는 다차원적인 특징을 고려해야 하는 점과 타당도와 신뢰도의 문제, 그리고 문화와 성, 계층 혹은 다른 요인들을 적절히 반영하여야 한다는 점 등이다.

[표 5] 학교생활화 사전 · 사후 비교분석의 예

	사전	사후
그림	〈그림 6〉 KSD의 사전	〈그림 7〉 KSD의 사후
검사 소요 시간	5분 20초	8분 13초
행동 관찰	눈물을 금방 보일 것 같은 표정으로 연구자를 쳐다봄. 연필을 잡지 않으려고 하며 하지 않겠다고 고집을 부리기도 함. 연필을 들고 망설이며 있다가 천천히 그림을 그림. 질문에 대답을 하지 않음.	그림을 천천히 그림. 옆의 친구들과 교사들의 시선을 산만하게 쳐다보며 그림을 그리다 쉬다를 반복함. 질문에 한 단어로 대답함.
인물 상의 특징	인물을 표현하지 않음.	사람의 얼굴, 눈, 코, 입, 머리만 표현함.
인물 상의 행위	인물을 표현하지 않음.	사람의 얼굴 모양인 동그라미가 교실 안에 한 줄로 표현되어 있고, 본인의 모습과 선생님의 모습이 교실 밖에 표현되어 있음. 본인의 얼굴 모습이 교실 안을 쳐다보고 있는 듯함.
양식	일반적인 양식	교실에 포위양식
상징	상징이 없음.	상징이 없음.
역동성	학교 건물인 듯 지붕-건물기둥-기둥 안의 동그라미 순으로 그림. 역동성이 없음.	학교 교실-왼쪽 본인-동그라미(친구들)-위의 사람(선생님) 순으로 그림. 학교 교실에서 본인이 선생님과 친구들이랑 놀고 있다고 함.
분석	그림 표현력의 미성숙함과 자신감이 부족하고 위축됨을 보임.	필압이 강하고 사람의 얼굴 형태표현은 기능적인 표현감각과 자신감의 향상으로 보임. 사전의 위축된 표현에 비해 학교 교실과 사람의 형태를 많이 그린 것으로 보아 위축이 감소하며 타인을 수용함과 상호작용을 개방하고 싶은 긍정적인 표현으로 학교생활의 적응력이 향상되어 보임.

6) 풍경구성법(Landscape Montage Technique; LMT)

　정신과 교수 나카이 히사오 교수에 의해 창안되었다. 모래상자 기법에서 고안된 풍경구성법은 대상자의 내면적 심리상태를 반영하는 것으로 내용 중심적 해석과 그림에 나타난 구조적인 해석을 둘 다 적용할 수 있는 진단적 · 치료적 미술기법이다. 정신분열병 환자를 주 대상으로 실시한 모래상자 기법의 적용 가능성을 결정하는 예비검사로 고안되었고 그 후 독자적인 가치가 인정되어 입원한 정신분열병 환자의 치료효과를 사정하기 위한 진단보조기법으로 사용하게 되었다. 모래상자 기법은 퇴행을 촉진하기 쉬운 모래 위에서 물과 퇴행을 일으키기 쉬운 소품을 사용하여 작품을 만드는 기법으로 의식적인 내용뿐만 아니라 무의식적인 내용을 자연스럽게 경험하고 표현할 수 있게 한 것이다. 이러한 점이 내담자나 신경증환자에게는 분명히 치료적일 수 있지만 정신분열병 환자에게는 오히려 비치료적일 수 있다는 가능성을 간파한 나카이는 3차원 공간을 2차원 평면으로 낮추었다. 풍경구성법은 모래상자 기법에서 사용하는 상징물들인 소품 대신 열 가지의 상징물들을 종이에 순서대로 그리게 하여 풍경을 구성하는 것이다. 이것은 외면세계와 내면의 상상기능들이 자발적으로 만날 수 있게 하며 이로 인해 모래상자가 가지는 부작용을 줄이고 누구에게라도 똑같은 도입방법으로 실시하는 것이 가능하도록 하였다. 나카이 히사오 교수는 난화 그리기 기법을 실시할 때 환자가 종종 가장자리를 두르는 듯한 선에서 시작하여 점점 중심으로 향하는 것을 경험한 것에 카와이 하야오의 모래상자 기법을 착안하여 도화지에 테두리를 둘러싸게 하였는데 이 기법이 '테두리기법'이다. 이는 4면이 테두리로 그어져 있는 구조화된 공간에 통합적 지향성을 지닌 하나의 전체를 구성하는 구성적 표상을 기초로 하는 방법이다. 테두리는 환자의 깊은 내면세계를 표현하는 데 도움을 주며 동시에 환자가 그림을 그리도록 유도하는 역할을 한다. 풍경구성법에서 다른 검사에 비해 두드러지는 특징으로 색의 사용을 들 수 있는데 색채는 투영적이며 색채를 통하여 내담자의 상태를 파악할 수 있다. 채색단계는 환자로 하여금 형태를 인지하는 능동성을 발휘하게 되고 스스로 색 결정을 더해가며 감정을 불어넣고 생명을 부여해가는 작업이다. 채색은 구성의 마지막 단계에 실시하므로 풍경구성법에 따른 변화가 소묘보다 색에 있어서 현저하게 나타난다고 할 수 있다. 이를 이근매(1994)는 채색, 색채반응, 형태인지의 순환운동이 반복되는 것이라고 하였다. 이처럼 채색단계의 특징을 통해 내담자의 상태를 나타내는데 그 예로 정신분열병 환자들은 종종 강과 길을 바꾸어 진행하기도 한다.

처음에 강이었던 부분에 갈색을 칠하여 길로 만들기도 하고 길을 물색으로 칠해 강으로 변하기도 하는 등의 진행을 보이는데 이처럼 풍경구성법에서 채색단계는 그림을 그리는데 매우 투사적일 수 있는 것이다. 풍경구성법의 구조적 특징으로 첫째, 풍경구성법을 실행할 때 치료자가 직접 도화지의 4면을 테두리화하여 제시하는 것이다. 4면이 테두리로 그어져 있는 구조화된 공간에 통합적 지향성을 지닌 하나의 전체를 구성하는 구성적 표상을 기초로 한 방법이다. 나카이에 의한 이 착상을 환자의 표현을 보호한다는 의미를 갖고 있으며 검사자의 태도에 따라 보호받는다는 느낌을 가질 수도 있고 벗어날 수 없다는 구속감을 느낄 수도 있으므로 검사자의 태도가 매우 중요하다. 카도노 요시히로(2008)에 의하면 풍경구성법에서 테두리의 의미는 다음과 같다.

- 네 면의 둘레에 테두리를 치는 것만으로 은연중에 구조화시키고 흰 공간에 통합적인 지향성으로 하나의 전체를 구성하는 구성적 표상을 기초로 하며 그 자신의 의미로서의 투사적 방법과 구성적 방법은 서로 보완적인 의의가 있다고 하였다. 이와 같은 테두리의 지정이 내면세계의 자기표현을 가능하게 하고 보다 숨겨진 욕구나 지향, 환상 혹은 내면이 드러난다고 하였다. 이렇듯 테두리는 중요한 의미를 가지며 이것은 환자가 그림을 그리도록 '강화'하는 힘을 가지고 있다. 즉, 테두리의 범위지정은 풍경구성법의 구조적 특징 중 하나라고 할 수 있다.
- 구성적 과정으로 의식의 공간에 종합적 지향성을 가지고 전체로써 하나의 풍경이 구성되어 가는 과정을 뜻하며 채색단계에서는 투영적 과정을 갖추게 된다. 즉, 풍경구성법은 소묘단계에서 구성적이고 채색단계에서는 투영적인 과정을 가지는 특징이 있다.
- 풍경구성법에서는 10가지의 항목이 제시되는데 이때 항목 제시라는 진행순서는 치료자가 참여하면서 또한 관찰하는 과정으로 풍경구성법의 구조적 특징이 된다. 그중에서 강이 제1항목으로 결정된 것은 산부터 시작하면 구도가 강하게 결정되기 쉽다는 나카이의 발상 때문이며 공간분할법에 의해 강은 지면을 두 개로 분할하거나 원근감을 표현하게 하는 특징이 있다. 산, 강, 논(밭), 길이 그려지면 풍경은 형태를 갖추게 되는데 이들은 원경(遠景)군으로 분류되며 풍경의 골격을 이루고 구성의 기본을 형성하게 된다. 밭의 묘사에서 공간의 넓이, 크기, 길이가 거의 결정되는데 풍경 속에서 밭과 강을 통합하는 것이 가장 어려운 항목이다. 길은 강, 산, 밭을 연결하지만 그리는 사람에 따라 완전히 연결되지 않을 수도 있다. 중경(中景)군에는 투사그림검사법으로 이미 익숙한 검사인 HTP의 항목이 도입되어 있다. 이러한 집, 나무, 사람이 어디에 그려지는가에 따라서 풍경의 근경화 또는 원경화가 분명해진다. 꽃, 동물, 돌은 대체로 중경군에 속하게 된다.

만성분열환자나 정신지체자 혹은 일부 파과형인 사람에게서는 풍경을 구성하는 것이 아니라 말하는 순서대로 그림을 나열하는 것처럼 그리기도 하는데 이 현상을 구성포기라고 한다. 이것은 그 자체가 하나의 뚜렷한 증상이고 표현이므로 어떤 코멘트 없이 계속 진행하게 한다. 이러한 항목제시, 소묘, 항목 제시라는 진행순서는 치료자가 참여하면서 또한 관찰하는 과정으로 풍경구성법의 구조적 특징이 된다. 풍경구성법은 테두리로 둘러싼 구조화된 공간에 하나의 통합된 전체를 구성하는 구성적 표상을 기초로 하는 방법으로 나카이는 이 투영적 방법과 구성적 방법에는 서로 보완적 의의가 있으며 특히 정신분열병 진단에는 2가지 모두 중요한 의미가 있다고 하였다.

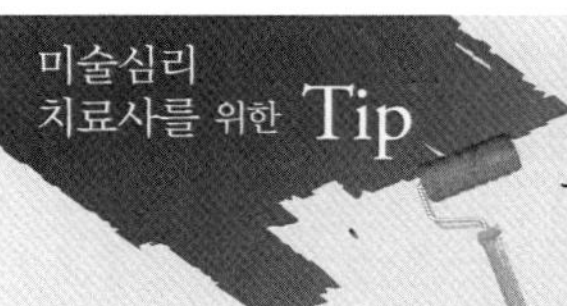

각 요소(ITEM)의 상징과 의미

신경증이나 정신분열병과 같은 마음의 병에 있어서는 자아와 무의식의 균형이 맞지 않아 서로 대립하게 되지만 의식과 무의식을 통합하는 힘이 있어 마음의 병을 치유하는 힘을 가지게 된다. 이것이 바로 상징의 힘인데 상징은 신경증이나 정신분열병 등과 같은 마음의 병이나 마음의 균형이 무너진 것을 회복시켜 준다. 미술심리치료사가 각 그림에 표현된 상징을 읽는 것이 환자를 치료할 때 가장 우선적으로 필요하다. 이렇듯 그림의 각 요소 중 가장 많이 차지하고 있는 아이템은 그 요소가 그린 사람의 내면을 가장 많이 차지하는 요소라고 할 수 있다.

1. 강

강은 일반적으로 무의식의 흐름에 비유할 수 있다. 무의식에 지배되어 있는 상태의 환자들은 흔히 물이 세차게 흐르는 큰 강을 그리고 나아가서 군데군데 범람하여 물이 넘쳐흐르고 있는 그림을 그리는 경우가 많다. 강박경향이 심한 자나 무의식에 대해서 자아경계가 약한 자는 강가를 정성껏 돌로 쌓거나 콘크리트로 방파제를 만든 그림을 그린다. 때로는 강에서 도랑으로 분류되어 내려오는 그림을 그려서 갑작스럽게 평온한 분위기를 자아내는 경우도 있다. 분열증의 발병기에 있는 자와 신경증 환자는 강을 너무 크게 그리거나 물의 양이 많은 강을 그리는 경우가 있다. 소위 무의식의 세계에 지배되어 있는 듯한 느낌이 강하다.

2. 산

산은 그리는 사람의 주어진 상황과 앞으로 전망을 나타내는 경우가 있으며 극복해야 할 문제의 수를 의미하는 경우도 있다. 눈앞에 우뚝 서 있거나 앞길을 막고 있는 경우는 어떤 어려움이나 장애 등이 가로놓여 있는 것을 의미하기도 한다.

3. 밭(또는 논)

논에 모를 심고 있을 때, 벼가 푸르고 번성할 때, 벼 이삭이 돋은 것, 벼 베기, 수확한 후, 수확한 후의 한가한 논의 모습을 그린 경우에는 그린 사람의 마음이 지향하고 있을 때를 암시하며, 때로는 발병의 시기, 즐거웠던 시절을 회상하며, 때로는 미래를 암시하는 경우도 있다. 밭에서 일하는 사람의 모습이나 논 혹은 밭을 갈고, 정리하고, 손질하는 모습에 있어서 학생과 내담자의 경우에는 면학과의 관계를 나타낸다. 일반적으로는 과제나 의무와의 관계를 나타내는 경우도 있으며, 인격의 통제된 부분으로 볼 수도 있다. 공간 구성상 흔히 밭만 조감도적 구성을 취하고 있으며, 공간이 왜곡되고 이질적인 부분으로서 나타나는 경우도 있다. 만일 지도 기호로 대처하고 있는 경우는 인물화에 있는 막대기식 표현과 비슷하다. 반대로 벼이삭을 하나하나 세심하게 그려 넣은 자 혹은 쌀을 한 알씩 바닥에 떨어뜨려 놓은 자 등은 강박경향뿐만 아니라 식물 차원의 존재에 관심을 가지는 세심한 심성의 일면도 볼 수 있다. 밭에서 일하는 사람을 그리는 경우는 일반적으로 좋게 평가되나 등교거부아, 비행소년에게서도 많이 볼 수 있다(의식 면에서의 태만의 보상일지도 모른다). 앞에서도 약간 언급했지만 산과 강 이외의 모든 평면을 밭으로 표현하고 세심하게 분할하여 벼 한 그루씩을 그려놓은 형태의 그림은 강박경향을 최대한으로 발휘한 것이다(강박경향은 이 외에도 길 양쪽에 나열되어 있는 나무, 길 양쪽에 돌을 쌓아 방파제를 만든 것 등으로 표현되는 경우도 있다). 이 밭도 LMT가 지닌 숨겨진 진단의 일면이라고 말할 수 있다.

4. 길

강을 무의식에 비유한 반면에 길은 의식이며, 방향을 암시하거나 인생의 길로서 명확하게 의식되는 것을 표현하는 경우가 있다. 그 길이 확실하게 강 위의 다리와 연결되어 있으면 안심할 수 있다. 그러나 일반적으로 여성의 경우 길이 강으로 차단되어 그대로 끝나 있는 경우가 1/4이나 된다. 남성에게 있어서는 결혼이란 다른 세계로 향한다는 정도의 큰 변화는 없으나 여성에게 있어서는 강을 건넌다는 의미가 강을 건너서 다른 세계로 간다는 것이다. 즉 결혼을 의미한다고 한다. 남성에게 있어서 강을 건넌다는 의미는 다른 뜻으로 생각할 수 있다.

5. 집, 나무, 사람

기존의 묘화검사에서 언급된 것과 같다.

6. 꽃

꽃은 아름다움과 사랑을 상징한다. 또한 개화에서 결실까지 이르는 최초의 단계이기 때문에 성장 발달의 상징이기도 하다. 일반적으로 여성스러움을 의미하고 여성스러움을 강조하는 경우에 그리는 일이 많다. 그러나 높은 산봉우리의 꽃, 장례식용 꽃, 전체 빨간색으로 길가에 피어있는 꽃 등은 바로 자신의 영혼을 공감하는 꽃이며, 양친의 죽음을 애도하는 그림에서 많이 나타난다. 꽃에 색칠을 하지 않은 경우는 감정이 실감나지 않는다는 하나의 표현으로 주로 정신분열증 환자에게 많이 나타난다.

7. 동물

동물 그 자체가 상징성을 나타낸다. 판다, 기린, 공작 등 눈에 띄는 것, 코알라, 애견 고양이와 같이 귀여운 동물, 뱀, 돼지 등 일반적으로 싫어하는 동물 등 각 동물이 지닌 속성을 중심으로 부여되는 인간의 여러 가지 이미지와 동물의 세심한 특성과 생태, 신화, 전설 등에 그 의미를 맞출 수 있다. 집, 나무, 사람, 산, 강, 길을 전부 안쪽 밑에 아주 작게 그리고 동물을 크게 그리는 환자의 경우는 작아져 있는 현실을 보상하고 있다고 생각할 수 있다. 이 사람은 내면에 큰 에너지를 지니고 있다. 앞으로 어떻게 내면의 에너지를 이끌어낼 것인가 하는 것이 치료목표가 될 수 있다. 동물의 크기는 기준이 인간에게 둔다. 인간을 1로 하여 1보다 크면 인간이 지닌 에너지의 총량이 크다. 1보다 적으면 인간이 지닌 에너지의 총량이 적다. 분열증 환자나 대인공포증 환자는 토끼를 좋아하며 그리는 경우가 있다. 혹은 싸워서 상처를 입은 고슴도치, 매, 사자 등을 많이 표현하기도 한다. 등교거부 내담자는 자주 소나 말을 그리는 경우가 많다. 학교 내 폭력소년은 고양이에게 몰려 있는 듯한 쥐 모습을 그린다.

8. 돌

돌의 의미는 상당히 중요하다. 그 속성은 단단함, 냉정, 불변성이다. 돌은 일반적으로 눈에 띄지 않고 무수히 많은 것으로 그 존재를 알아차리기 어려운 경우가 많다. 그러나 그것이 큰 돌이나 큰 바위로서 전방을 가로막고 있으면 장애가 되고 큰 짐이 되며, 어려움을 나타낸다. 그러나 큰 돌이라 하더라도 그 위치에 따라서 여러 가지 의미를 준다.

7) 동그라미 중심 가족화(Family Centered Circle Drawing; FCCD)

동그라미 중심 부모 자녀 그림은 그림에 의한 진단이라는 성격에서 출발했다고 볼 수 있다. 이것은 인물화로부터 시작되어 Burns에 의해 처음으로 개발된 투영적 묘화법이다. Burns와 Kaufman(1970, 1972, 1982)은 무엇을 하고 있는 모습을 그리게 함으로써 인물화에 동적 측면을 도입하였다. 이 묘화법에 앞서 Rorschach(1942)는 여러 가지 잉크 반점 패턴을 연구하여 대칭적인 잉크 반점이 비대칭적인 잉크반점보다 더 많은 반응과 더 큰 무의식적인 소재를 제공한다는 것을 밝혔다. 그리고 Richards(1962)는 Paul Reps(1953)의 『신의 본질』이라는 저서와 도예의 연구에서 중심화에 대한 영향을 많이 받았다. 즉, 도자기의 제작과정에서 흙덩어리를 중심에 두고 계속 돌림으로써 도자기가 형성되는 것과 같이 인격형성도 초점에 모아진다고 보았으며, 종교를 예로 든다면 십자가, 예수, 성상 등에 초점이 모아지는 것과 같다고 하였다. 이러한 견해는 인간도 정서적으로 초점을 모으게 되면, 인간에 대한 통찰이 생기고 치료가 된다는 것이다. 따라서 인격 형성에 있어 중심화는 본질적으로 중요하다.

Burns는 동그라미 중심 가족화를 창안하였다. 동그라미 중심 가족화는 원의 중심에 그려진다. 그리고 각 인물은 그 인물 주위에 그려진 상징에 둘러싸여 있다. 이 상징은 시각적인 자유연상을 기본으로 하고 있으며, 이 상징에서 추상화된 사고와 정서를 발견할 수 있다. 동그라미 중심 가족화는 아버지상, 어머니상, 자기상을 각각 하나씩 따로 그리는 것이다. 부모와 자신과의 관계를 끌어내는 또 다른 기술이 동그라미 중심 부모 자녀 그림이다. 이 방법은 부모와 자신을 함께 원의 중심에 두고 그 주위에 시각적 자유연상을 그린다. 따라서 동그라미 중심 부모 자녀 그림에서 보다 더 선명하게 자신과 부모와의 관계가 나타난다. 다시 말하면 동그라미 중심 부모 자녀 그림은 내재되어 있는 부모와 자신과의 관계를 보고, 그 관계를 통해 자기 자신을 바라보도록 하는 방법이다. 더욱이 부모와 자기 자신의 주위에 그려진 상징 안에서 몇 개의 상징을 뽑아내어 그것들로부터 연상된 상징 중심 탐색을 하게 되는데, 이 방법은 타인에 의해 창조된 신호체계와는 대조적으로 개인 스스로가 창조하는 것이므로 나타낸 상징을 깊이 탐구할 수 있도록 해준다.

부모 자녀 간의 관계는 판단되기가 쉽지 않고, 단시일 내에 형성되는 것이 아니기 때문에 진단의 어려움이 있는 것이 사실이다. 또 부모 자녀 관계는 부모의 실제 행동보다 내담자가 지각하는 부모의 행동이 내담자의 행동에 더 큰 영향을 줄 수 있다. 이제까지 부모 자녀 관계 진단에 쓰인 방법은 질문지에 의한 방법이 주를 이루었다. 이 방법도 유용한 방법이지만 몇 가지 의문점을 가지고 있다. 언어에 의한 방법이므로 언어의 의식화 과정에서 이성의 검열을 받게 되며, 사회적으로 바람직하게 여기는 방향으로 반응할 가능성이 높고, 관계의 심층을 파헤치지 못하여 유형 진단에 그칠 가능성이 있다.

이에 반해 미술은 비언어적인 표현 수단으로서 인간의 감정이나 사고가 자신도 모르게 구체화되는 동시에 구체적인 유형의 자료를 남겨준다. 시간과 공간의 제약을 받지 않음으로써, 부모 자녀 관계의 과거나 현재 상황에 관계되는 생각과 감정 또는 미래에 대한 생각까지도 표현할 수 있다. 따라서 관찰하기 어려운 부모 자녀 관계에 대한 개인의 인식을 알아볼 수 있다. 부모 자녀 관계에서는 사회윤리적인 측면에서 자녀가 부모에 대한 부정적인 감정을 직접 표현하는 것이 상당히 어렵고 또한 표현한 후에 죄의식을 느낀다. 이 같은 점을 고려할 때 미술은 사회적으로 수용되며 해롭지 않은 방식으로 분노, 적대감 등을 해소시킬 수 있는 정화의 기능을 주면서 자신을 극도

로 방어하고 있을 때 순간의 진실을 그대로 드러나게 해줌으로써 개인의 무의식적인
갈등, 정신역동을 파악할 수 있게 해준다.

8) 새둥지화(Bird's Nest Drawing; BND)

새둥지화는 현재 애착유형과 과거 애착유형까지 알아볼 수 있는 검증을 돕기 위
한 애착안정성 진단 도구로서 Kaiser(1993, 1996)에 의해 개발되었다. 새둥지화는
Kaiser(1933)가 애착이론과 '새둥지'라는 매개를 접목시켜 연구를 시도한 그림검사로
서 부담감 없이 친밀감을 느낄 수 있도록 하여 내면의 감정을 쉽게 드러낼 수 있게 하
고, 그로 인해 가족화보다 방어가 적으며, 실시방법이 간단하여 학교 현장이나 임상
장면에서 쉽게 접할 수 있다는 장점이 있다(이소연, 2009). 새둥지화는 그림검사 도구
로서 가족문제 및 개인의 정서, 행동문제와 많은 관련성이 있음을 제시하고 있다. 그
리고 내담자로 하여금 내면화된 불안정한 애착작용모형을 재구조화 또는 개선할 수
있도록 하는 것을 목적으로 적절한 유용성을 제공하는 그림검사도구이다.

새둥지화는 다른 그림검사와 마찬가지로 인간 심리 특성의 모든 면을 드러내 주지는 못하고 아직까지 활발히 실시되거나 다양한 연구가 이루어지지는 않았으나, 애착을 판단하는 데 있어서 매우 유용한 그림 진단 검사라는 것이 여러 연구 결과(Kaiser, 1996; Francis, Kaiser & Deaver, 2003; 이미애, 2004; Sheller, 2007; 김갑숙·김순환, 2008, 재인용)에 의해 밝혀지고 있다. 애착유형이 내담자에서 성인에 이르기까지 심리적·정서적으로 영향을 미치며, 애착유형에 따라서 양육 태도와 어머니의 양육스트레스에 영향을 미친다(강옥순, 2006)는 연구 결과에 따라 BND검사를 실시하여 애착유형에 따른 양육스트레스를 보기 위해 실시하였다.

실시방법은 연령에는 제한이 없고 준비물은 연구자에 따라 차이가 있는데 Kaiser(1996)의 연구에 의하면, letter 사이즈(8.5Inch By 11Inch) 1장, 흰 종이, 지우개, 연필, 8색의 가는 마커펜을 사용하였으며, 새둥지화의 시행은 '새둥지를 그리세요(Kaiser, 1996; 이미애, 2004/2008; 김갑숙·김순환, 2008)'라고 지시하거나 '새둥지가 있는 그림을 그리세요(Francs, 2003)' 또는 '새둥지가 있고 거기에 새가 살고 있는 그림을 그리세요' 등 연구에 따라 조금씩 변형되어 사용되고 있다. 이러한 지시어의 변형으로 인해 환경을 묘사하는 수준이나 그림의 질에 차이가 있을 수 있다. 그 외의 질문에 대해서는 '자유롭게 그리세요'라고 하여 그림의 내용에 개입하지 않도록 하고, 시간제한은 없으나 검사자가 총소요시간에 대해 인식하고 있어야 한다. 그리기가 완료되면 검사자는 조사 질문에 따라 처음, 중간, 끝이 있는 짧은 이야기를 쓰거나 제목을 정해 그것을 그림에 쓰도록 한 후, 더하거나 수정하고 싶은 것이 있는지 묻는다.

[표 6] Kaiser의 애착지표와 분석준거

구분	애착지표	분석준거
둥지의 담는 기능	1. 내용(Contents)	둥지에는 내용물이 있는가?
	2. 나무(Tree)	둥지는 나무에 의해 지지받고 있는가?
	3. 바닥(Bottom)	둥지는 바닥이 있는가?
	4. 담을 가능성 (Able To Contain)	어떤 내용물이 들어 있든 떨어지지 않도록 둥지는 기울지 않는가?
정신건강/ 병리학 관련요소	5. 공간(Space)사용	종이를 1/3 이상 사용하였는가?
	6. 배치(Placement)	둥지를 중심에 두었는가?
	7. 색상(Color)	3~4개의 색상을 사용하였는가?
	8. 선의 질(Line Quality)	선은 적절한가?
	9. 둥지(Nest)의 크기	여백(대상물)이 1/3 이하인가?

	10. 아기 새들(Baby Birds)	아기 새들이 들어 있는가?
	11. 부모 새들(Parent Birds)	부모 새들이 들어 있는가?
개정판에 들어 있는 새 요소	12. 아기 또는 부모 새들 (Either Baby Parent Birds)	아기 또는 부모 새들이 들어 있는가?
	13. 두 부모 새들 (Two Parent Birds)	두 부모 새들이 들어 있는가?
	14. 알들(Eggs)	(새는 없고)단지 알들만 들어 있는가?

[표 7] BND의 애착지표와 해석

	애착 지표	해석
1	아기 새만 있음. 낮은 하위 안정애착	부모 새가 아기 새를 두고 가버린 그림은 중요한 타인들에 의한 지지의 결여를 느낀 것을 무의식적으로 표현
2	부모 새만 있음. 하위 안정애착 수준	부모 혹은 중요한 타인들로부터 엄격한 통제의 경험에 의해서 지지적 환경의 결여를 무의식적으로 표현
3	부모 새와 아기 새가 함께 있음. 상위 안정애착 수준	부모 혹은 타인들로부터 적절한 양육환경 속에서 자라 안정애착을 보임.
4	알들만 있음. 매우 낮은 하위애착 수준	알을 따뜻하게 부화할 부모 새가 없는 것은 정서적인 지지가 없는 양육자와 초기생활을 한 경험을 무의식적으로 표현
5	둥지가 비워져 있음. 매우 낮은 하위애착 수준	둥지가 비어 있는 이미지는 고립되고 주변이나 지지하는 환경이 없음을 무의식적으로 표현
6	둥지가 나무에 의해 지지받고 있음. 낮은 지지: 낮은 애착 높은 지지: 상위 애착	나뭇가지 위 둥지그림은 지지적 환경의 경험을 무의식적으로 나타낸 것임.
7	공간 사용 공간 활용이 1/3 이상−안정애착	그렇지 못했을 때 불안정애착 공간활용은 현재 삶의 에너지를 측정할 수 있으며 우울과 위축, 희망 없고 사랑받지 못한다고 느끼는 낮은 안정애착수준
8	선의 질 • 강한 선: 공격성 나타냄. • 진한 선: 불안을 나타냄. • 약한 선: 자신감 없는 폐쇄적임. • 매우 약한 선: 부적응, 우유부단	선의 질은 과거 애착경험에 따른 현재 행동상태를 나타냄.
9	둥지 크기 • 작은 둥지: 낮은 안정애착 수준 • 과대 둥지: 낮은 안정애착 수준 • 적절한 둥지: 높은 안정애착 수준	엄격한 양육의 경험은 작은 둥지를 표현하여 환경의 압력을 무의식적으로 표현함. 너무 큰 둥지의 그림은 방임 혹은 위협적인 환경의 경험에 힘을 가지고 싶어 하는 무의식적인 표현임.

그림	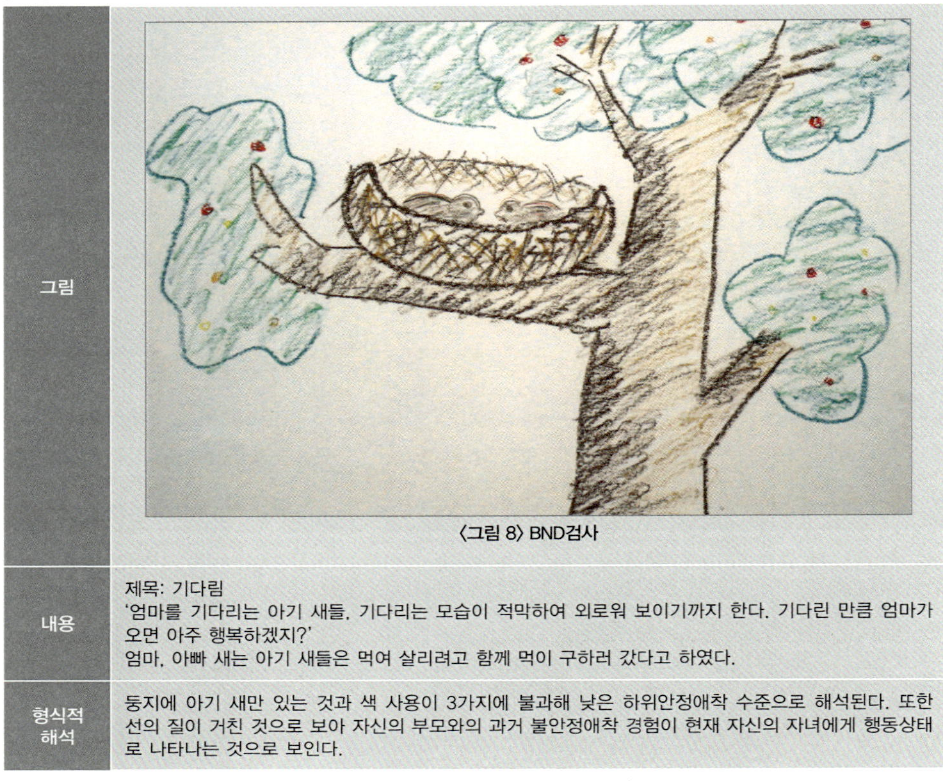 〈그림 8〉 BND검사
내용	제목: 기다림 '엄마를 기다리는 아기 새들. 기다리는 모습이 적막하여 외로워 보이기까지 한다. 기다린 만큼 엄마가 오면 아주 행복하겠지?' 엄마, 아빠 새는 아기 새들은 먹여 살리려고 함께 먹이 구하러 갔다고 하였다.
형식적 해석	둥지에 아기 새만 있는 것과 색 사용이 3가지에 불과해 낮은 하위안정애착 수준으로 해석된다. 또한 선의 질이 거친 것으로 보아 자신의 부모와의 과거 불안정애착 경험이 현재 자신의 자녀에게 행동상태로 나타나는 것으로 보인다.

06

미술심리
치료기법

1. 난화

● 설명

만 2~4세는 자아 표현이 발달하는 시기로 아이들은 자기 마음대로 선을 긋는 난화를 그리기 시작한다. 난화는 아무런 목적이 없는 놀이인 동시에 기분을 표현하는 효과적인 수단이다. 틀에 얽매이지 않은 자유로운 활동인 만큼 정서적으로 위축된 내담자라도 부담 없이 표현할 수 있다. 그리기를 싫어하고 두려워하는 등 거부감을 느끼는 사람에게 난화 기법은 아주 좋은 방법이다.

1-1. 난화 그리기

● 재료

다양한 크기의 도화지(8절, 4절: 내담자에게 알맞은 것 선택), 크레파스(좋아하는 한 가지 색 선택, 사인펜, 연필 등

● 활동순서

· 편안한 자세로 앉아 몸과 마음을 이완시킨다.
· 눈을 감고 편안한 상태에서 팔을 위로 들어 올려 허공에 팔을 부드럽게 또는 빠르게 휘저어 본다.

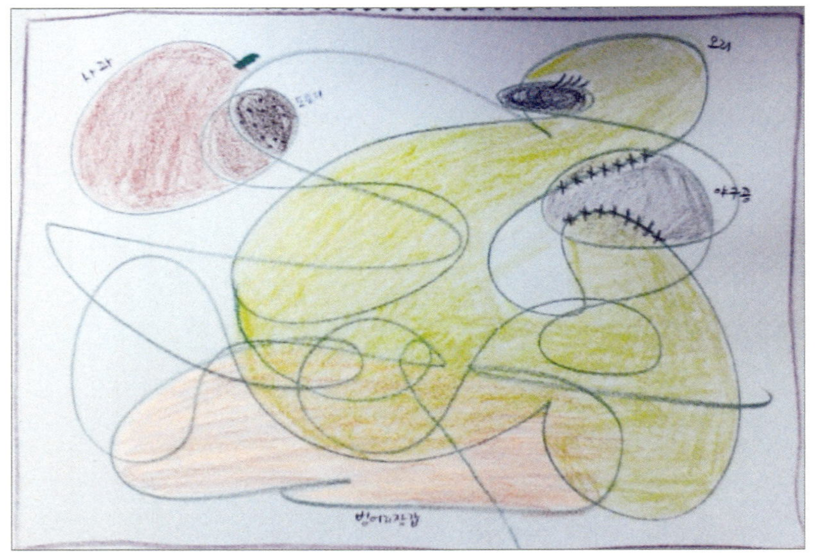

〈그림 9〉 난화 그리기

- 내담자: 초등학교 고학년
- 이미지: 오리, 야구공, 벙어리, 장갑, 사과, 도토리

- 눈을 뜨고 원하는 색의 크레파스를 선택하여 도화지 위에 곡선이나 직선을 이용하여 자유롭게 선을 그린다.
- 그려진 선을 이리저리 돌려보면서 이미지를 떠올린다.
- 떠올려진 이미지를 보면서 선이나 색을 첨가하여 구체적으로 표현한다.
- 그려진 이미지를 보며 이야기를 나눈다.

1-2. 난화 상호 이야기법

● 두 장의 그림을 사용하는 방법

- 내담자와 치료사가 각자의 종이에 테두리선을 그려 종이를 교환한다.
- 내담자가 난화를 그리고 치료사가 이미지화하여 그림을 그려나간다. 혹은 치료사가 먼저 그리고 내담자가 이미지화하여 그림을 그려나간다.
- 내담자와 치료사가 각기 다른 종이에 그린 그림이 무엇인지 이야기해나간다.
- 치료사가 두 장의 그림으로 이야기를 꾸며나간다.
- 내담자가 두 장의 그림으로 이야기를 꾸며나간다.
- 이러한 과정을 반복하여 실시한다.

● 용지를 4등분하여 실시하는 방법

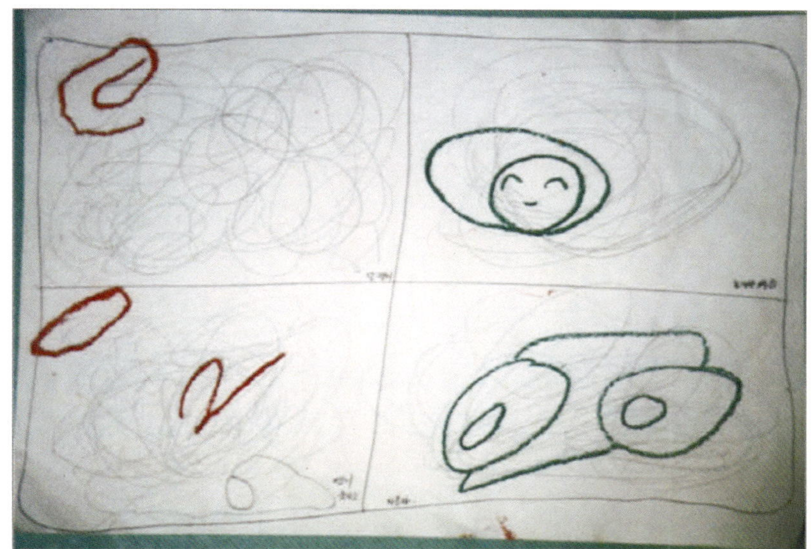

〈그림 10〉 난화 상호 이야기법

• 앞서 치료사가 종이에 테두리를 설정하고 용지를 4등분한다.
• 내담자가 난화를 그리고 치료사가 이미지화하여 그림을 그린다. 혹은 두 사람이 반
  대로 한다.
• 앞의 방법을 반복하면서 용지의 네 군데에 모두 그린다. 그려나간 순서와 상관없이
  서로의 이야기를 꾸민다.

1-3. 난화게임

● 설명

난화게임은 내담자와 치료사가 각기 종이 한 장씩을 가지고, 그 종이에 원, 직선,
곡선, 지그재그선 등의 난화를 그려 상대방에게 건네준다. 각자 상대방의 난화를 이
용해서 그리고 싶은 것을 마음대로 표현하며 난화를 완성한 후 그림의 내용 및 그리는
과정에서의 느낌 등에 관해 이야기를 나눈다.

● 재료

연필, 지우개, A4용지

● 활동내용

· 치료사가 종이에 난화를 그려 아동에게 제시하면서 위의 사항에 따라 그림을 표현
  하도록 한다.
· 그림을 그리고 난 후 그 그림에 관해 이야기를 나누고, 그림의 의미를 명료화하기
  위한 다음과 같은 질문을 한다.
    – 무슨 일이 일어났는가?
    – 어떻게 느껴지는가?
    – 그전에 무슨 일이 일어났는가?
    – 이후에 무슨 일이 일어날까?
    – 질문한 후에 내담자가 했던 것과 같은 방식으로 치료사는 그림을 그리고 이야기
      를 만든다.

1-4. 마음대로 표현하기

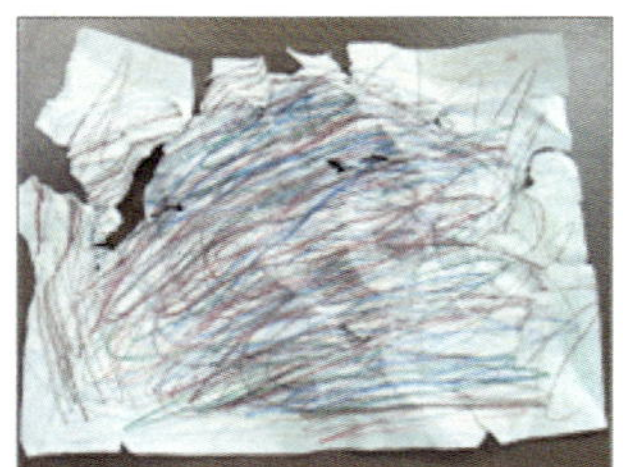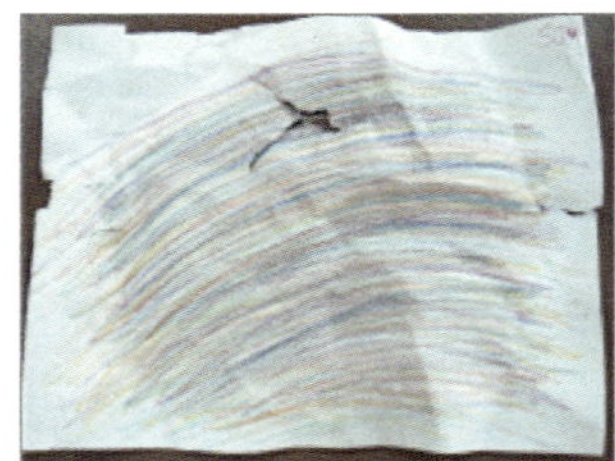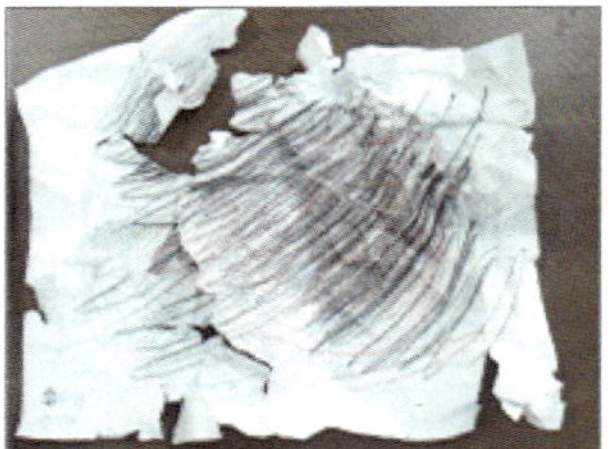

〈그림 11〉 마음대로 표현하기

● 재료

도화지, 크레파스, 연필, 사인펜, 음악 CD

● 활동내용

· 약 5분 정도 눈을 감고 음악 감상을 한다.
· 도화지 위에 원하는 매체로 음악을 따라 천천히 대각선 양쪽 끝에서부터 난화를 그린다.
· 눈을 감고 왼손으로 난화를 그리고, 선이 끊기지 않도록 자유롭게 그린다.
· 난화를 그린 후 느낌이 가는 대로 도화지를 그냥 두기, 던지기, 뭉치기, 밟기 등 자
  유롭게 표현을 한다.

• 제목을 정한 후 재료 정리를 한다.
• 작품을 들고 난화 그릴 때 느낌과 자신이 자유롭게 표현한 느낌에 대해 이야기 나
  눈다.
• 작품에 대해 서로의 피드백을 나눈다.

2. 핑거페인팅

● 설명

핑거페인팅은 물감에 풀이나 물을 섞어서 손가락·손바닥 등으로 문질러 그림을
그리는 회화 기법을 말한다. 전문적인 회화 기법이라기보다는 유아나 유치원생, 초등
학생들을 대상으로 그리기에 대한 흥미를 유발할 목적으로 주로 이용되는 초보적인
기법이다. 직접 물감을 만져 봄으로써 촉감과 손의 근육발달을 돕고, 여러 가지 색깔
의 물감을 통해 색감을 키울 수 있도록 하는 데도 자주 이용된다. 미술심리치료 초기
혹은 말기에 사용한다. 정서적인 안정감, 저항의 감소 및 긴장이완, 작업의 촉진,
스트레스의 완화를 촉진한다.

2-1. 핑거페인팅

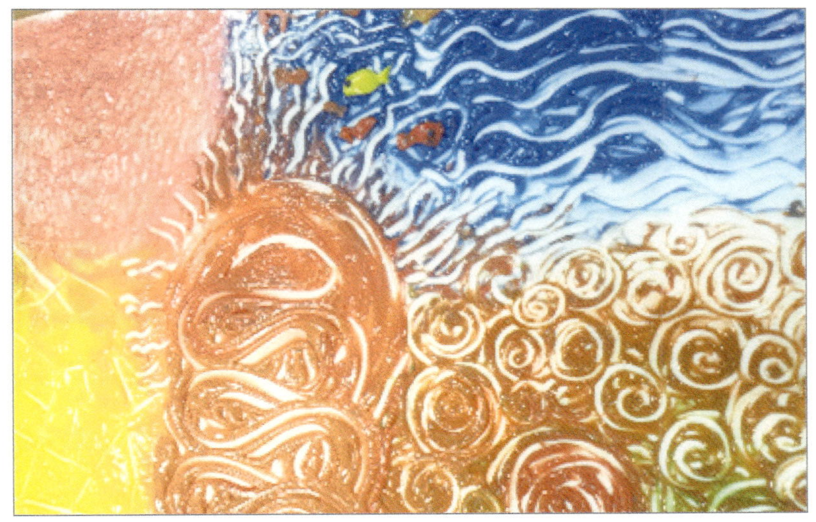

〈그림 12〉 핑거페인팅(재료: 밀가루 풀과 물감)

● 재료

　물감, 아크릴판 또는 책받침, 젓가락, 밀가루 풀

● 활동내용

· 물감과 밀가루 풀을 섞어서 손바닥으로 감촉을 느끼면서 자유롭게 그림을 그린다.
· 단, 발달지체 아동이나 부적응 아동이 물감을 섞고 찍는 과정에서 지나치게 부적절한 행동(물감으로 손장난하기, 물감을 옷이나 얼굴에 문지르기, 주위에 튀기도록 철썩철썩 물감을 치기 등)이 있을 때는 보조 치료사를 두어 행동통제를 같이 하면서 경험하게 하는 것이 필요하다.

2-2. 핑거페인팅: 쉐이빙 크림

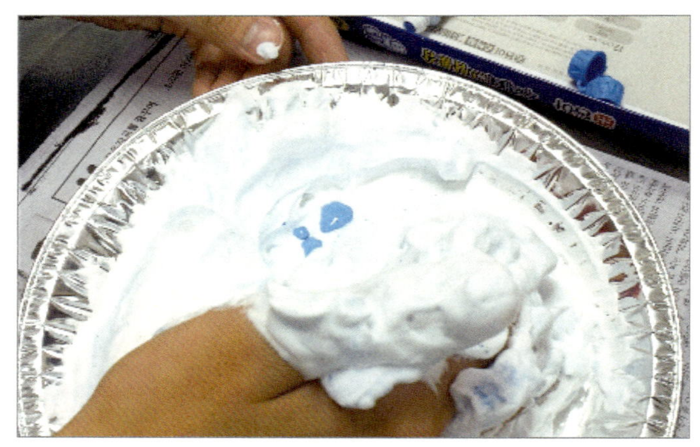

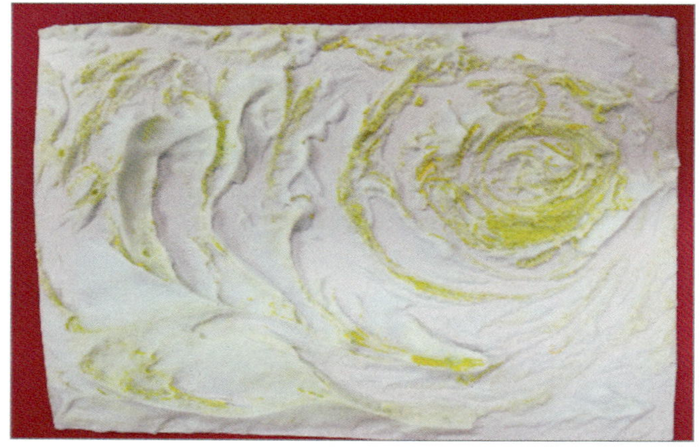

〈그림 13〉 핑거페인팅(재료: 쉐이빙 크림과 물감)

● 재료

물감, 아크릴판 또는 책받침, 쉐이빙 크림

● 활동내용

· 쉐이빙 크림과 물감을 짠 후 손바닥으로 감촉을 느끼면서 자유롭게 그림을 그린다.
· 느낌에 대해 이야기하고 원하는 물감을 섞어서 다양한 색을 낼 수 있도록 돕는다.
· 도화지나 쿠킹호일 위에 올려가며 자유롭게 표현한다.

3. 상호 색채 분할법

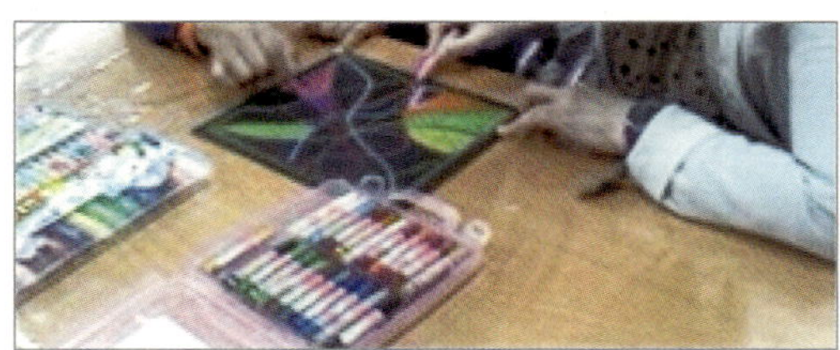

〈그림 14〉 상호 색채 분할법

● 설명

상호 색채 분할법의 목표로는 관계형성 및 거부감 감소, 흥미유발, 활동의 촉진이
있으며, 준비물로는 다양한 크기의 도화지, 사인펜, 크레파스가 있다.
※ 이때 내담자가 한 번에 한 칸씩 칠하지 않고 2~3칸을 칠해도 원하는 대로 하게 해
준다. 색칠을 잘하는 것이 목적이 아니고 신뢰관계를 형성하는 것이 목적이므로 내
담자가 원하는 방식으로 잘 맞추어주는 것이 초기단계의 치료사의 역할이라고 할
수 있다.

● 재료

도화지, 크레파스

● 활동내용

· 치료사는 내담자에게 가장자리에 테두리가 그려진 도화지를 제시하면서 '선생님하
고 같이 선을 그려서 색칠하기를 해보자'라고 제안한다.

- 치료사가 '먼저 선을 한 번 그어볼까?' 하며 직선(혹은 곡선)을 한 줄 그린 다음 내담 자에게 '너도 그려볼래?'라고 말한다. 아동이 선을 자연스럽게 그리면 칭찬해준다.
- 치료사와 내담자가 번갈아가며 몇 개의 선을 더 그려 넣는다.
- 내담자에게 크레파스를 제시하고 칠하고 싶은 색을 골라서 원하는 부분에 칠하도록 한다.
- 내담자가 색칠을 하고 나면 치료사가 색칠을 한다. 치료사와 내담자가 번갈아 가며 색칠을 하여 완성하도록 한다.

4. 콜라주

● 설명

콜라주는 불어로 '풀로 붙인다'는 의미의 '꼴레'에서 유래된 것으로 가위나 칼을 사용하여 형상 또는 형상의 요소를 잘라 내어 풀로 붙이는 기법이다. 그림에 자신이 없어하는 내담자에게도 흥미를 유발시켜 주어 사진이나 그림만으로도 감정을 쉽게 나타낼 수 있다.

4-1. 잡지 그림 콜라주

● 재료

4절지 혹은 8절지의 화지, 가위, 풀, 광고지, 카탈로그, 잡지신문

● 활동내용

- '콜라주를 해볼까요. 콜라주란 자신의 마음에 드는 사진이나 그림을 자유롭게 잘라서 붙이는 거예요'라고 이야기한다.
- 콜라주 작품을 멀리 두고 서로 감상을 하되 치료사는 해석적인 말을 하지 않도록 한다.
- 내담자와 작품에 대한 이야기를 하며 서로 교류하고, 치료사가 작품에 대해 느낀 감상을 정리하여 말하고 종료한다.

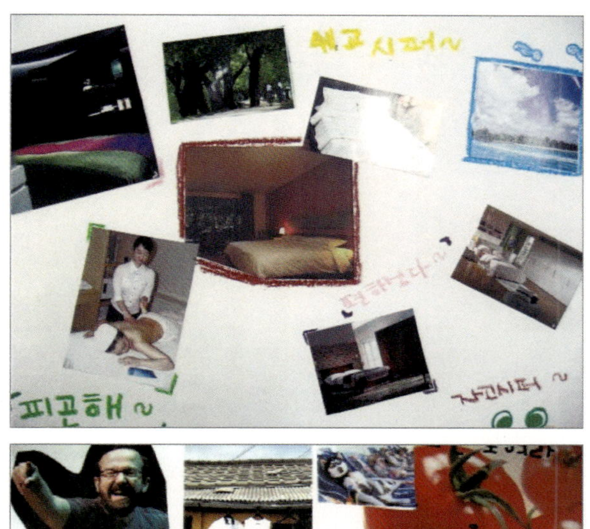

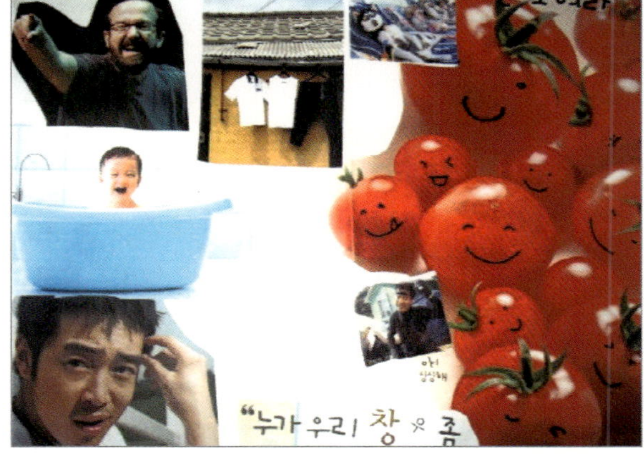

〈그림 15〉 잡지 콜라주

4-2. 비전 액자 콜라주

● 재료

뚜껑이 있는 상자, 잡지책, 가위, 풀, 꾸밀 수 있는 다양한 재료

● 활동내용

- 내가 좋아하는 것, 자신이 만나고 싶은 사람, 하고 싶은 것, 갖고 싶은 것, 되고 싶은 것을 생각하면서 잡지를 여러 장 찢는다.
- 찢은 잡지 중 원하는 잡지의 사진이나 글 등을 오려서 상자의 안과 밖에 배치를 하고 붙인다.
- 제목을 적고 재료를 정리한다.

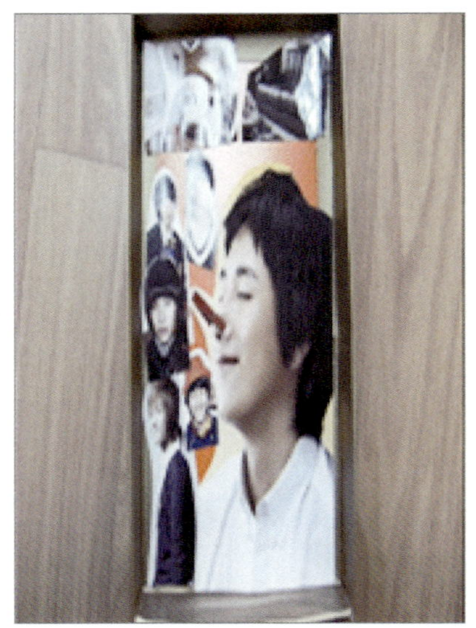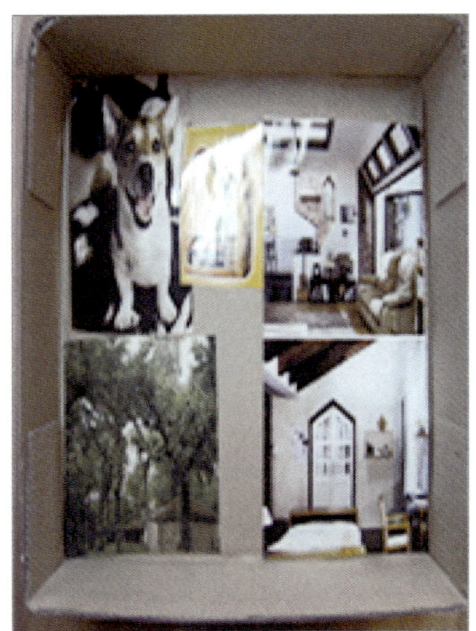

〈그림 16〉 액자 콜라주

· 완성된 작품을 집단의 중간에 모아놓고 원하는 사람이 먼저 발표한다.
· 다른 집단원은 미래에 긍정적 설계에 대해 자신감을 갖도록 격려한다.
· 마무리 인사를 한다.

5. 만다라

● 설명

만다라는 인도의 고대 언어인 산스크리트의 원상이라는 의미를 가지고 있다. 어근 manda는 '참' 또는 '본질'을 의미하고 접미사 la는 '소유' 또는 '성취'를 의미한다. 즉, 중심과 본질을 얻는 것 혹은 마음속에서 참됨을 갖추고 있거나 본질을 원만히 하는 것이다.

5-1. 만다라

● 재료

문양이 그려진 도안, 색연필, 명상음악

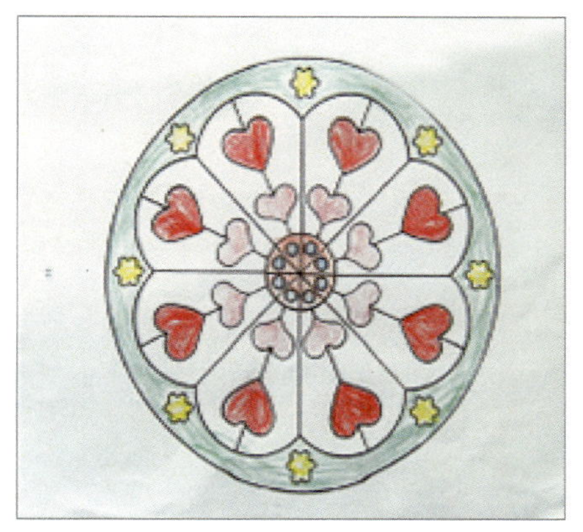 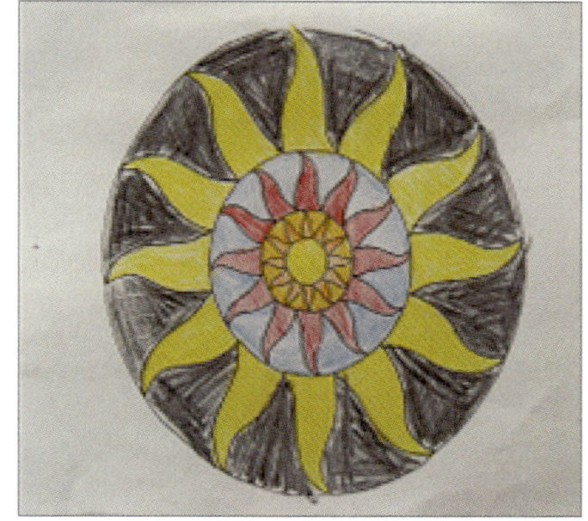

<그림 17> 문양 만다라 색칠하기

● 활동내용

• 향기 나는 초를 밝히고 조용한 음악을 틀어놓은 후 숨을 들이 쉬었다가 내쉬기를 반복하면서 이완을 한다.
• 만다라 문양들 중에서 자신의 모습과 일치하는 하나를 선택 한다.
• 하나를 다 색칠하면 다른 문양을 선택해서 색칠한다.
• 제목을 정한 후 재료 정리를 한다.
• 완성된 작품을 집단의 중앙에 모아 놓고 원하는 집단원이 먼저 발표한다.
• 문양의 선택 이유를 나누기하고, 안에서 밖으로 색칠을 하거나 밖에서 안으로 색칠하는 규칙을 지켜가면서 색칠한 느낌을 나누기한다.
• 작품에 대해 서로의 피드백을 나눈다.

5-2. 집단 만다라

● 재료

전지 2장, 실, 연필, 가위, 자, 스카치테이프, 반짝이 풀, 물감, 팔레트, 붓, 물통, 크레파스, 색종이

● 활동내용

• 집단원이 함께 전지 2장을 붙이고 큰 원을 그린 후 6등분으로 나눈다.
• 각자 개인이 가져가 자유롭게 작업을 한 후 다시 모아서 큰 만다라 형태를 만든다.

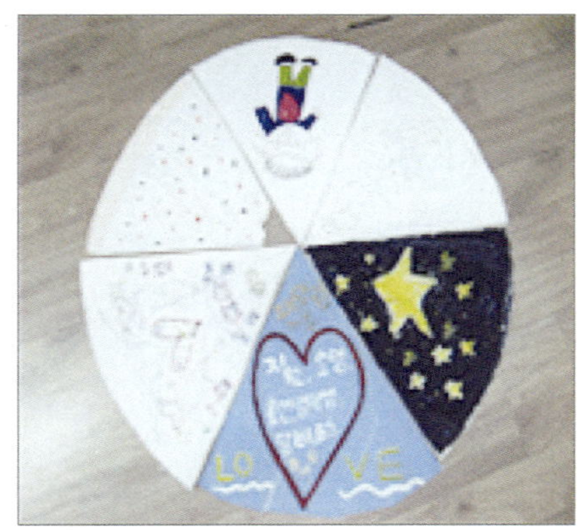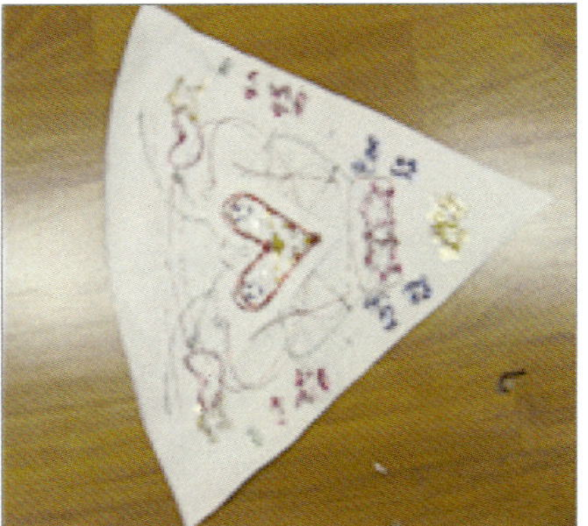

〈그림 18〉 집단 만다라

- 각자 무엇을 표현하였는지 이야기 나눈다.
- 집단 만다라 제목을 함께 정한 느낌과 공동작품의 느낌에 대해 나누기한다.
- 작품에 대해 서로의 피드백을 나눈다.
- 마무리 인사를 한다.

5-3. 점토 만다라

● 재료

밀대, 물병, 분무기, 파라핀지, 동그란 쿠키커터, 아이스크림 막대, 조개껍데기, 비즈, 단추, 구슬, 작은 나뭇조각, 스팽글, 모루, 점토를 눌러서 자국을 남길 수 있는 다양한 물품

● 활동내용

- 점토를 주무르고 반죽하며 점토를 탐색한다.
- 치료사는 내담자에게 파라핀지 위에 납작한 점토조각을 올려두고, 어떻게 동그란 모양으로 잘라내는지 보여준다.
- 점토를 두께가 2~3cm 정도가 되도록 민다.
- 동그란 쿠키커터를 점토에 대고 눌러준다.
- 나머지 점토는 제거하고, 남은 점토는 봉지에 담아 저장해둔다.
- 내담자들이 만다라를 작업하면서 느낀 점에 대해 서로 공유하고, 만다라의 디자인과 문양을 설명하게 한다.

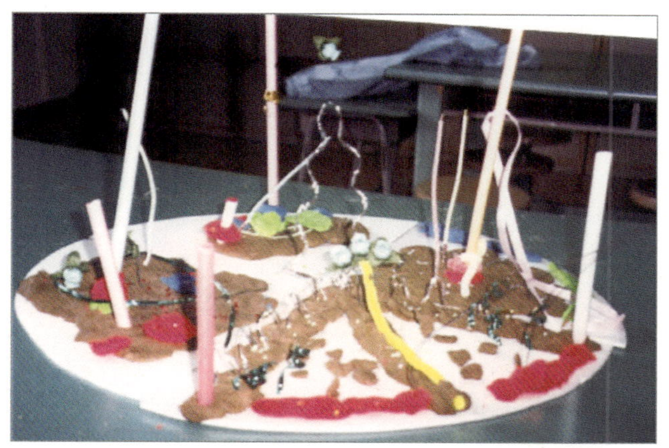

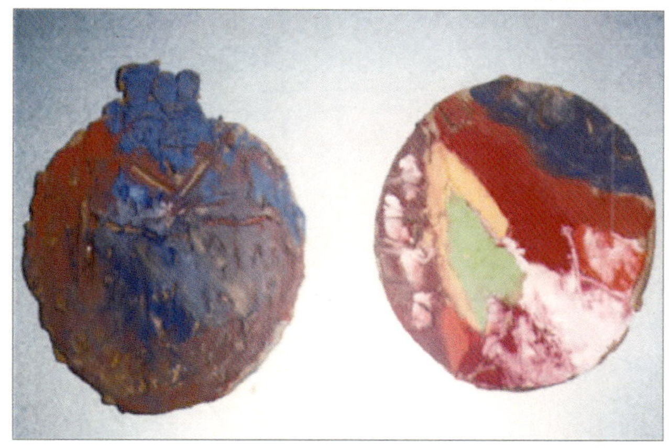

<그림 19> 점토 만다라

· 자신의 만다라의 의미를 이야기하도록 한다.

· 집단원들과 자신의 유사한 테마가 존재하는지에 대해 찾도록 한다.

· 만다라를 작업하면서 내적 집중과 일체감이 어떻게 연결되는지 이야기 나눈다.

5-4. 꽃잎 만다라

● 재료

시트지, 꽃과 자연물, 가위

● 활동내용

· 꽃과 자연물을 만져보며 향기를 맡아본다(시각, 촉각, 후각).

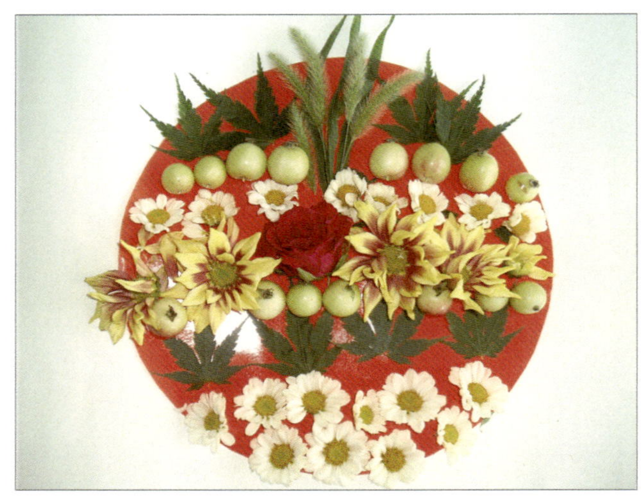

<그림 20> 꽃잎 만다라

• 내담자: 90대 노인, 행복함

• 원하는 색의 시트지를 골라 원하는 모양으로 자른다.

• 꽃과 자연물을 이용해 만다라를 표현해본다.

• 작품의 제목을 정하고 작업할 때의 느낌과 결과물을 보고 떠오르는 느낌을 나눠 본다.

6. 벽돌로 쌓은 벽

● 설명

내담자들을 과거로부터 분리시키기 위한 필연적인 경계를 벽돌로 간주하며 표현하게 하는 기법이다. 내담자들이 혐오하거나 두려워하는 대상을 인식하는 데 유용한 기법이다. 또한, 이를 통해 회복을 가로막는 장애물에 대해 지각하고 대처할 수 있게 한다.

● 재료

점토 혹은 인공클레이, 물, 파라핀지

● 활동내용

• 내담자들에게 벽돌이 은유적 · 상징적으로 무엇을 나타낼 수 있는지 말하게 한다.

• 작업을 위한 점토 한 덩이와 파라핀지를 나누어준다.

· 점토로 벽돌을 만들게 한다.

· 어떤 방법으로든 벽돌을 쌓아 벽을 만들게 한다.

· 벽의 건너편에 무엇이 있는지에 관해 상상하게 하고, 그것을 마음속으로 생각하면
  서 점토로 만들어 표현하게 한다.

· 벽돌 벽과 벽 뒤에 표현하여 만든 것에 대한 상징과의 관계에 관해 이야기하게 한다.

  – 벽의 모양과 높이, 넓이는 어느 정도인가?

  – 구멍과 틈이 있는가?

  – 틈새 없이 꽉 차 있는가?

  – 벽돌의 크기는 작은가, 큰가?

  – 얼마나 견고한가?

  – 벽을 쌓아 올린 지는 얼마나 되었나?

7. 석고 본뜨기

7-1. 석고 본뜨기

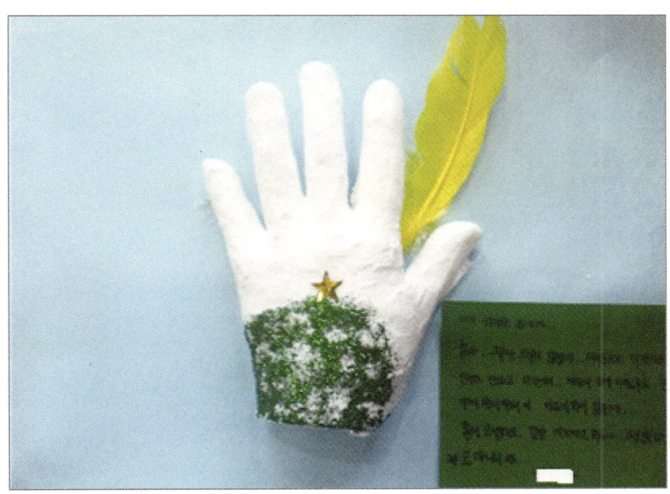

〈그림 21〉 석고 손 본뜨기와 나에게 주는 메시지

● 재료

석고붕대, 핸드로션, 도화지, 물, 플라스틱 쟁반, 가위, 유성매직

● 활동내용

• 석고붕대를 다양한 크기로 자른다.

• 손등이나 손바닥에 로션을 바른다.

• 자랑스러운 나의 손을 생각하며 미래에 나는 무엇이 되어 있을지 그리고 나의 손은 무엇을 하고 있을지에 대해 생각한 후 손의 모양을 만든다.

• 손의 모양을 고정한 후 오려진 석고붕대를 손위에 문지르며 바른다. 4∼5겹 정도 바른다.

• 석고가 딱딱해지면 손에서 분리한다.

• 완전하게 굳은 석고 손 모양 위에 다양한 재료를 활용하여 꾸민다.

• 완성된 석고 손을 바라보며 이야기 나눈다.

• 나의 미래의 손에게 용기와 희망을 줄 수 있는 메시지를 전달한다.

• 치료실 전시 공간에 전시하고 마무리한다.

> 미술심리 치료사를 위한 **Tip**
>
> **석고붕대 활용법**
>
> • 석고붕대를 3∼4cm 정도로 여러 겹 자른다.
> • 미지근한 물에 잠깐 담갔다 꺼낸다.
> • 손등에 물이 묻은 석고붕대를 붙이고 문지른다.
> • 손 전체를 바르고 다시 전체를 바르는 것을 반복한다.

7-2. 둘이서 함께: 석고 손 본뜨기

● 재료

석고붕대, 핸드로션, 도화지, 물, 플라스틱 쟁반, 가위, 유성매직, 글루건, 꾸밀 수 있는 재료

● 활동내용

• 서로 마주 앉아 손을 잡는다.

• 손을 이용한 게임을 한다(예: 전기 통하기 게임, 쌀보리 게임).

• 서로의 손에 로션을 발라준다.

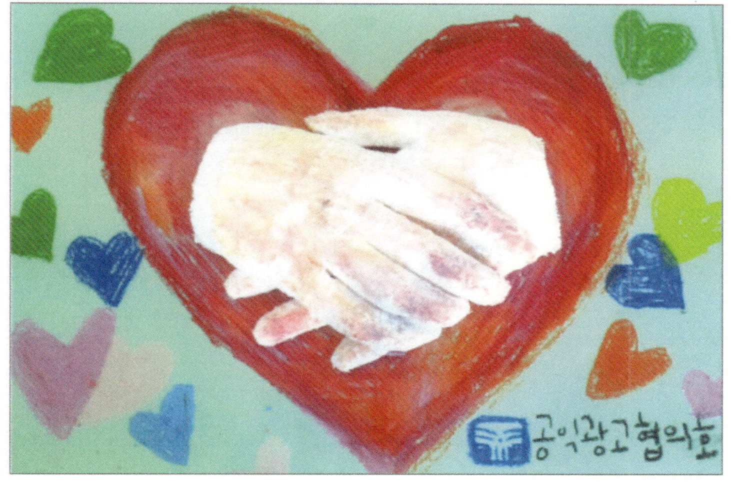

〈그림 22〉 사랑

- 내담자: 대학생
- 활동내용: 각자 만든 석고 손 모양을 협동하여 하나의 작품으로 완성

- 각자 원하는 손 모양을 만든다.
- 둘 중 한 사람이 먼저 잘라진 석고붕대를 4~5겹 발라준다.
- 나머지 한 사람도 같은 방법으로 석고붕대를 4~5겹 발라준다.
- 석고가 딱딱해지면 손에서 분리한다.
- 도화지 위에 각자 만든 석고 손을 올려놓고 함께 원하는 모습으로 꾸민다.
- 완성한 후 이야기를 나눈다.
- 치료실 전시공간에 전시한다.

7-3. 되고 싶은 얼굴: 석고 본뜨기

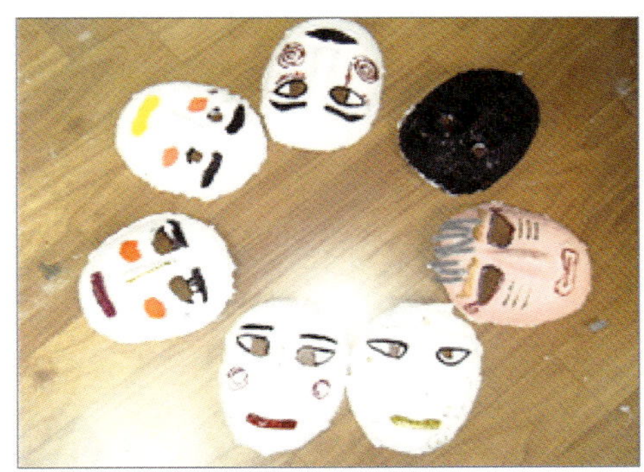
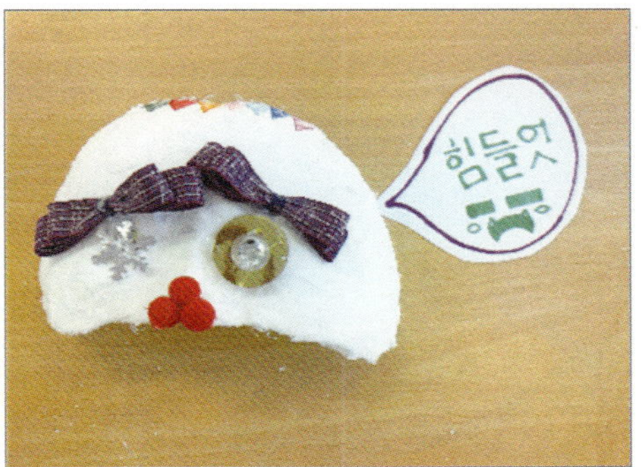

〈그림 23〉 석고 가면

● 설명

  가면은 우리 인간의 초월적 욕구를 표현하고 신비로운 것에 대한 근본적 갈망을 실현하기 위해 사용한다. 가면은 가리기도 하고 드러내기도 한다. 가면은 그것을 쓴 사람의 정체성을 숨기지만, 그 개인보다 더 큰 보편적 측면을 드러낸다. 가면을 만드는 것은 내적 진실에 형상을 부여하는 방법이다. 깊은 몰입은 작업 자체가 예술가의 자의식보다 더 중요해진다는 것을 의미한다. 진정한 창조적 행위를 존중하는 것이 중요하다.

● 재료

  석고붕대, 핸드로션, 도화지, 물, 플라스틱 쟁반, 가위, 유성매직, 모루, 반짝이 풀, 거울

● 활동내용

- 석고붕대를 다양한 크기로 자른다.
- 집단원 둘이 한 조가 되어 한 집단원의 얼굴에 많은 양의 로션을 바른다.
- 오려둔 석고붕대에 물을 조금 묻힌 후 손으로 펴 바르면서 얼굴의 형태를 본을 뜬다.
- 석고붕대가 전부 마른 후에 떼어내고 자신이 미래에 되고 싶은 얼굴을 다양한 매체로 꾸민다.
- 제목을 정한 후 재료 정리를 한다.
- 작품 만든 것을 중간에 모아놓고 원하는 사람이 먼저 발표한다.
- 얼굴을 본뜬 느낌을 나누고 자신이 미래에 되고 싶은 인물에 대해 나누기한다.
- 작품에 대해 서로의 피드백을 나눈다.

7-4. 가면 건네주기

● 설명

  이 작업은 가면 만들기 활동에 들어가기 전, 도입 부분에서 활용할 수 있다.

● 재료

  석고붕대, 손거울, 플라스틱 접시, 가위, 물, 바셀린 혹은 클렌징크림, 수건, 아크릴물감, 붓, 천, 실, 재활용품

● 활동내용

• 집단이 둥글게 모여 앉아 있는 상태에서 한 사람이 특정한 표정을 짓는다(불쾌감, 짜증, 분노, 절망, 기쁨, 놀람, 행복감 등). 즉, 자신의 표정이 가면이 되는 것이다. 표정을 지은 후에 가면을 얼굴에서 벗는 듯한 동작을 하며 옆 사람에게 자신의 가면 표정을 전한다.

• 옆에 있는 사람이 그 표정의 가면을 두 손으로 그대로 받아들여 자신도 그와 같은 표정을 한다. 그런 표정을 한 후에는 두 손으로 다른 옆 사람에게 가면을 전해준다.

• 집단원들은 계속하여 옆 사람의 가면 표정을 받아 자신도 표현하고 다른 옆 사람에게 전해준다.

8. 버리고 싶은 것

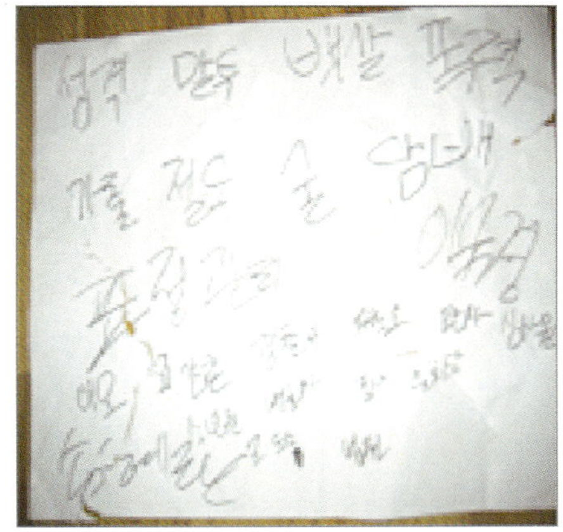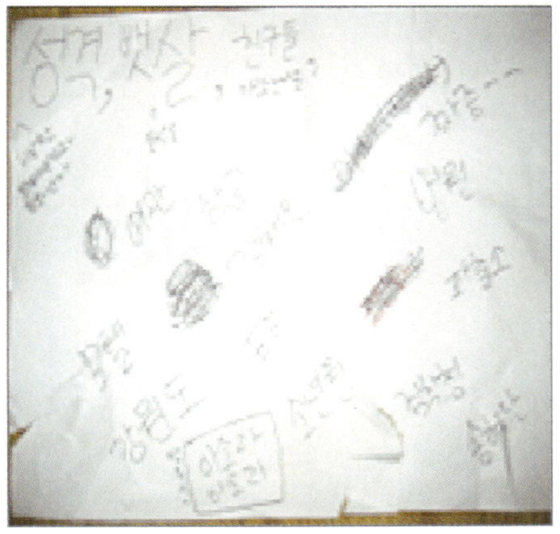

〈그림 24〉 버리고 싶은 것들

● 재료

도화지, 크레파스, 사인펜, 유성매직

● 활동내용

• 자신의 인생에서 버려야 할 것이 무엇이 있는지 나누기를 한다.

• 자신이 지닌 내외적인 버려야 할 부분을 글로 적는다.

• 글로 적은 것을 '떠나가라'라고 큰 소리로 말을 한 다음 힘껏 던지기를 한다.

- 제목을 정한 후 재료 정리를 한다.
- 작품 만든 것을 중간에 모아놓고 원하는 사람이 먼저 발표한다.
- 자신이 버려야 하는 것이 무엇인지를 이야기 나눈다.
- 작품에 대해 서로의 피드백을 나눈다.

9. 물과 색의 만남

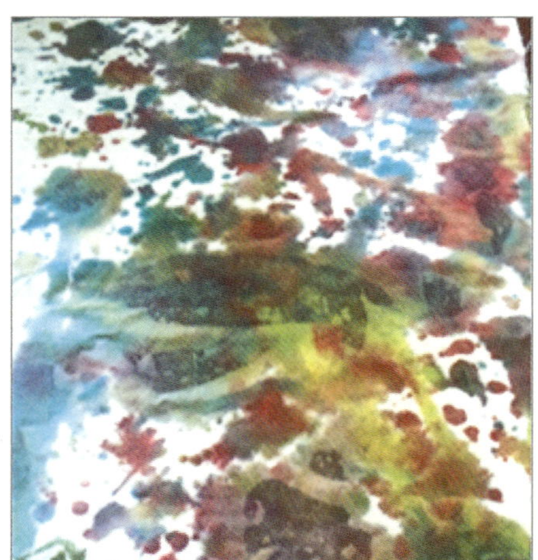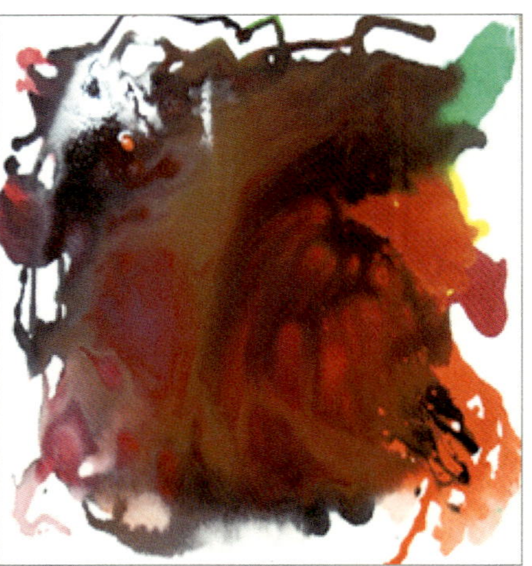

〈그림 25〉 물과 색의 만남

● 재료

와트만지, 수채물감, 넓은 붓, 얇은 붓, 물통, 팔레트용 접시

● 활동내용

- 와트만지 위에 천천히 넓은 붓으로 물을 펴가면서 반복적으로 앞뒤를 돌려가면서
  바른다.
- 습지 위에 물감이 자연스럽게 퍼질 수 있도록 손을 움직인다.
- 자유로운 물감 번지기와 현재 자신의 감정을 연결 지어서 표현한다.
- 제목을 정한 후 재료 정리를 한다.
- 색이 만나서 번지는 느낌과 완성한 작품을 보고 생각나는 부분에 대해 나누기를 한다.
- 작품에 대해 서로의 피드백을 나눈다.

10. 자기소개: 이름 꾸미기

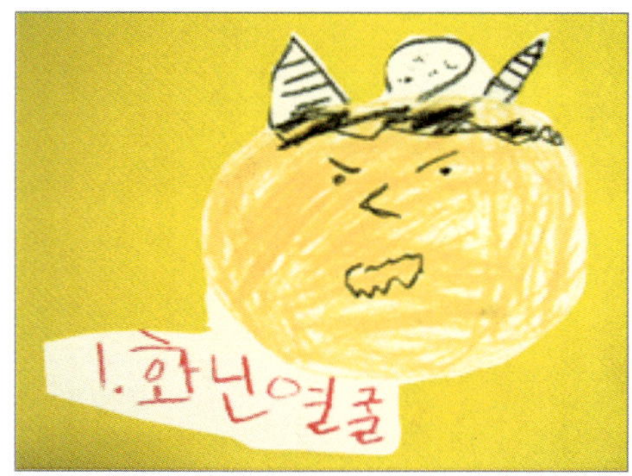 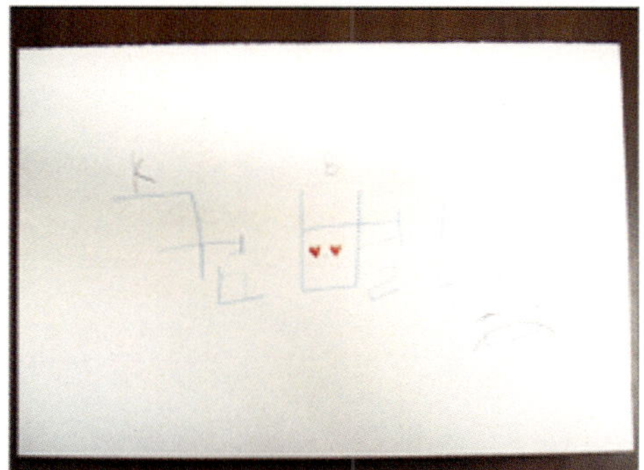

〈그림 26〉 이름 꾸미기

● 재료

　도화지, 사인펜, 크레파스, 가위

● 활동내용

· 치료사와 소개 집단과 인사를 한다.
· 자신만의 특별한 이름을 다양한 재료를 활용해서 꾸민다.
· 이름 대신 별칭이나 애칭을 사용해도 된다.
· 이름을 다 꾸미고 난 후에 가족이나 좋아하는 것, 관심 있는 것, 싫어하는 것, 좋아
　하는 사람 등 자신의 특징에 대해 생각해둔다.
· 작품을 오린 후 이름 앞에 형용사를 붙여서 제목을 정한다.
· 자신의 이름과 특징에 대해서 소개한 후 서로 피드백을 나눈다.

11. 웅덩이

● 재료

　도화지, 크레파스, 연필, 사인펜, 유성매직

● 활동내용

· 도화지에 웅덩이를 그리도록 한다.

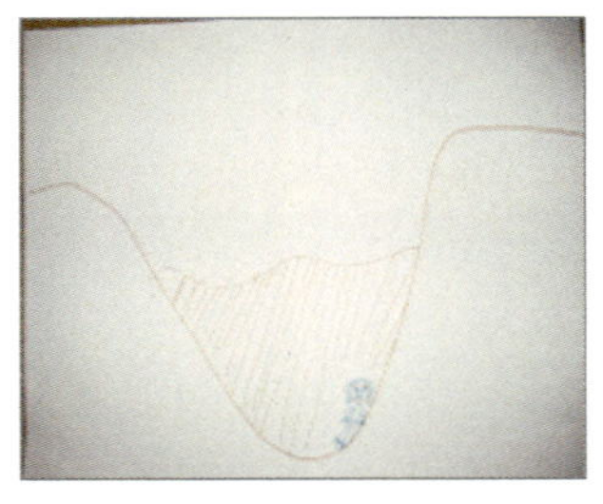 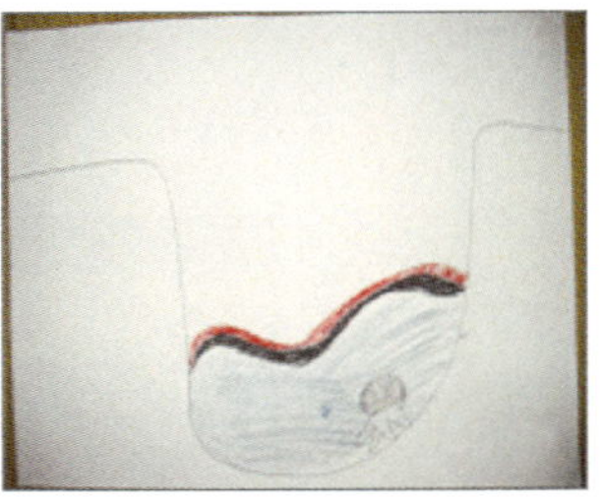 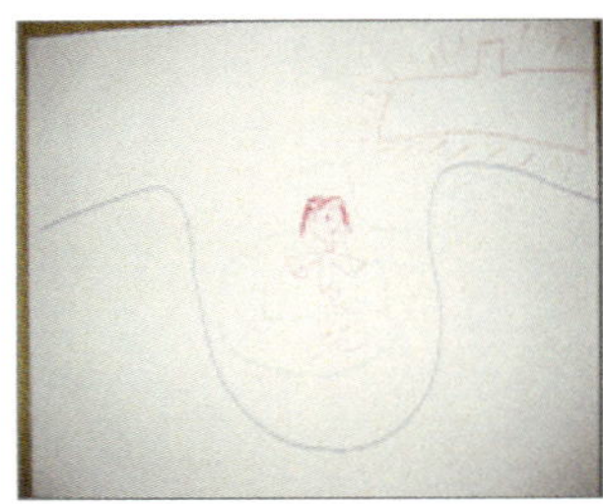

〈그림 27〉 웅덩이에 빠졌다면

- 웅덩이에 빠진 경험이 있는지 물어본다.
- 만약 웅덩이에 빠졌다면 느낌은 어떤지, 그 상황을 어떻게 할 것인지에 대해 나누기를 한다.
- 자신이 웅덩이에 빠졌을 때 어느 정도 깊이의 웅덩이인지, 자신은 어느 위치에 있는지 그린다.
- 누가 와서 도와주었으면 좋겠는지에 대해서도 나누기를 한다.
- 자신에게 가장 힘든 상황이 왔을 때 어떤 느낌이 들고 어떻게 대처하는지에 대해 이야기 나눈다.
- 작품에 대해 서로의 피드백을 나눈다.

12. 나의 마음 표현

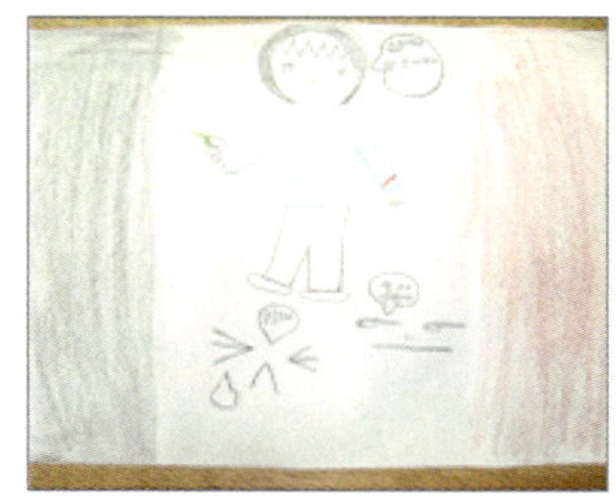 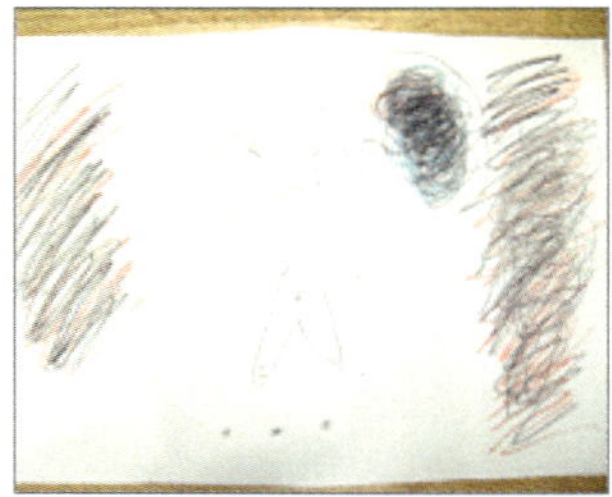 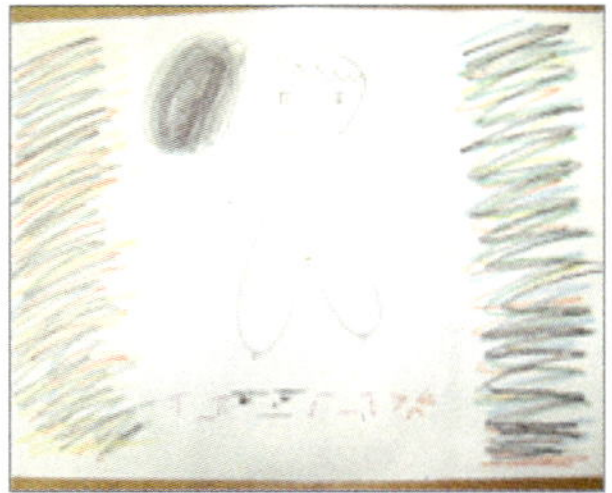

〈그림 28〉 나의 마음은?

● 재료

도화지, 크레파스, 사인펜, 유성매직

● 활동내용

• 도화지를 3칸으로 나누어 접는다.

• 왼쪽 부분과 오른쪽 부분에는 자신의 감정을 선으로 표현한다.

• 가운데 부분은 양쪽 감정으로 인한 자신의 모습을 그려본다.

• 언제, 어떤 상황일 때에 생기게 된 감정인지 이야기 나눈다.

• 가운데 그려진 자신의 모습을 보니 어떤 느낌이 드는지 이야기 나눈다.

• 감정 속의 나에게 하고 싶은 말이 있다면 무엇이 있을지 적거나 말하게 한다.

• 집단원들과 함께 감정 속의 각 집단원에 대해 함께 감정을 공유해준다.

13. 나를 구속하는 것

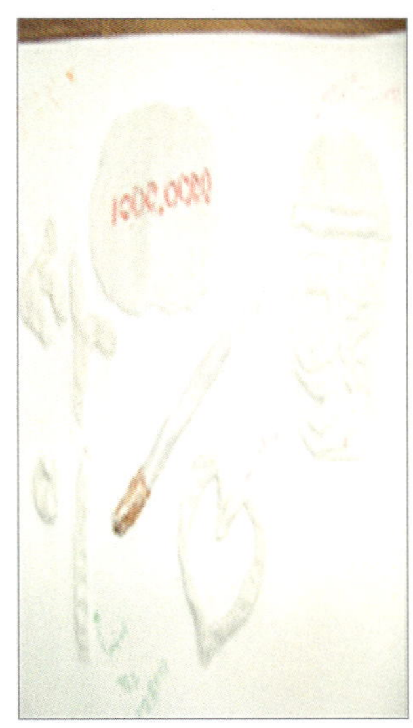
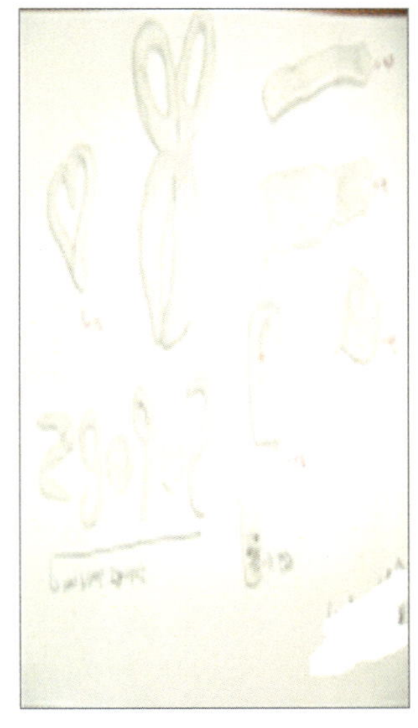
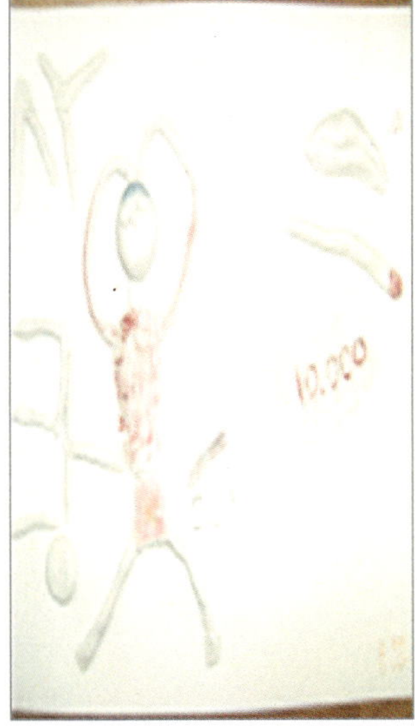

〈그림 29〉 나를 구속하는 것들

● 재료

도화지, 지점토, 사인펜, 풀

● 활동내용

• 지점토를 이용하여 던지기, 주무르기, 누르기 등을 한다.

- 자신의 생활 가운데에서 원하는 것 중 조절하기 힘든 것, 자신의 생활에 방해받는 것을 생각한다.
- 자신을 방해하는 요인을 지점토로 만들고 글자로 적어서 표현한다.
- 제목을 정한 후 재료 정리를 한다.
- 각자 만든 작품을 중간에 모아놓고 원하는 사람이 먼저 발표한다.
- 자신이 조절하기가 힘든 부분을 이야기 나누고, 또 조절하기 위한 방법에 대해서 서로 이야기 나누기한다.

14. 감정 터뜨리기

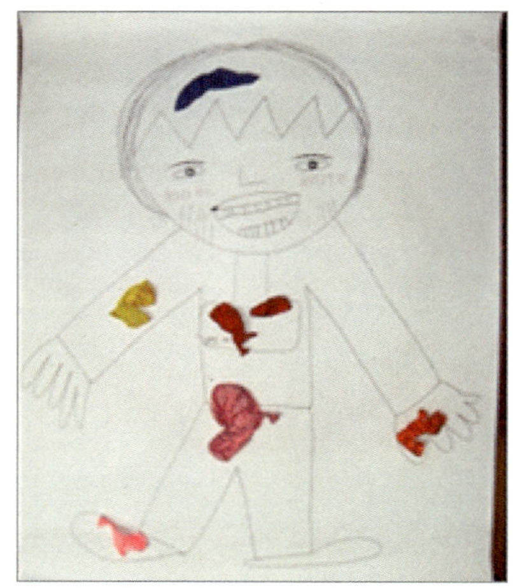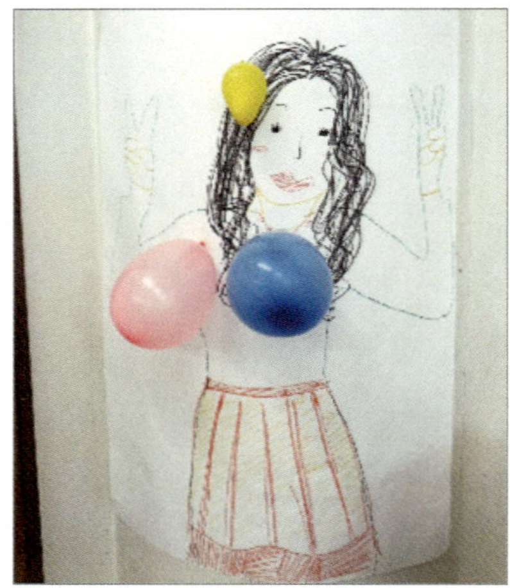

〈그림 30〉 감정 터트리기

● 재료

전지, 풍선, 양면테이프, 크레파스, 사인펜

● 활동내용

- 자신이 원하는 색깔의 풍선을 선택하여 분다.
- 자신의 분노 감정만큼 풍선을 분다.
- 전지에 자신의 형상을 그리고 풍선에 자신의 분노 감정을 적는다.
- 분노 풍선을 자신의 형상 위에 붙인 후 이쑤시개로 터뜨린다.

• 제목을 정한 후 재료 정리를 한다.

• 분노 감정을 터뜨린 후 자신의 느낌을 원하는 사람이 먼저 발표한다.

• 작품에 대해 서로의 피드백을 나눈다.

15. 감정의 화산

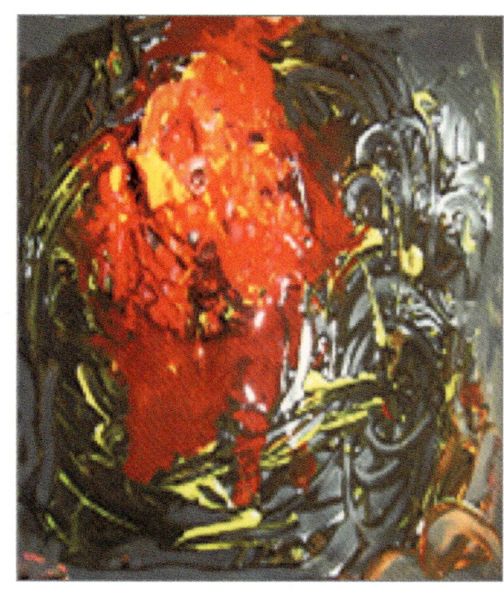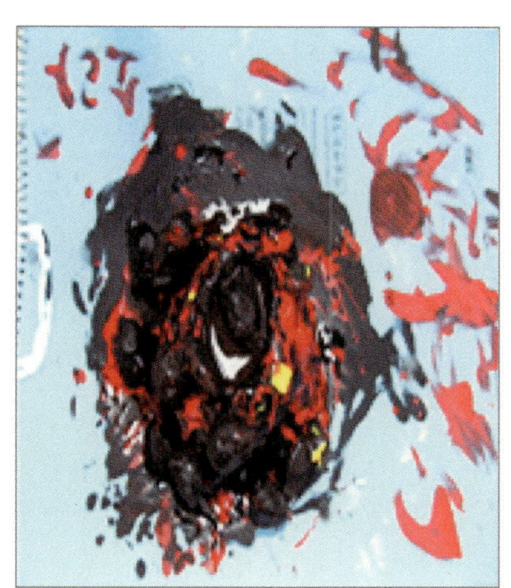

〈그림 31〉 감정의 화산

● **재료**

하드보드지, 점토, 물감

● **활동내용**

• 점토로 던지기, 주무르기, 누르기, 문지르기 등의 활동으로 분노 감정을 발산한다.

• 점토로 화산 형태를 만든다.

• 자신의 분노 감정을 물감으로 표현한다. 마치 용암이 폭발한 것처럼 표현한다.

• 화산의 바닥에도 용암이 넘친 것을 표현한다.

• 자신을 분노하게 하는 사람이나 분노하게 하는 상황에 대해 이야기 나누기한다.

• 작품에 대해 서로의 피드백을 나눈다.

16. 나의 과거, 현재, 미래

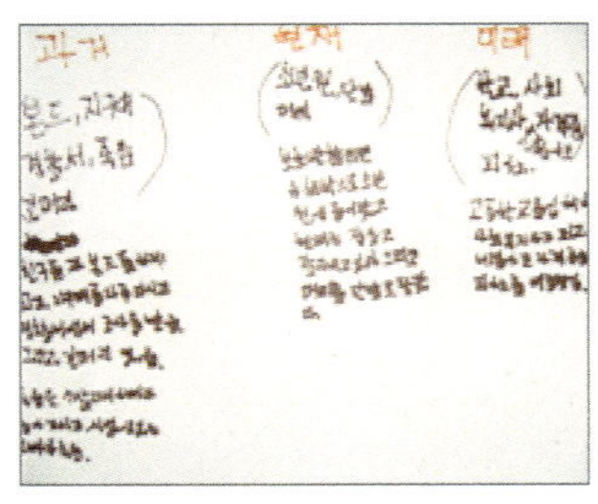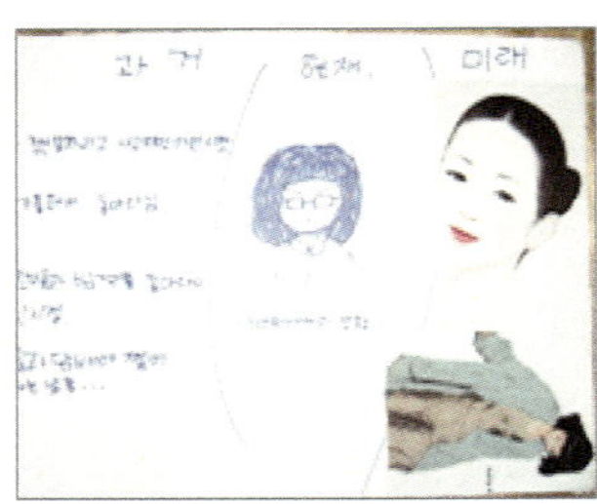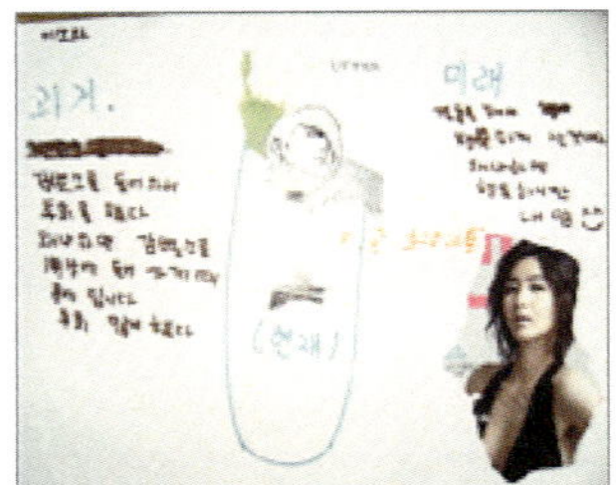

〈그림 32〉 나의 과거, 현재, 미래

● 재료

　도화지, 잡지책, 풀, 가위, 연필, 지우개, 사인펜

● 활동내용

• 자신의 과거 중 가장 생각나는 것과 현재의 자신의 모습, 그리고 미래의 자신이 바라는 것에 대해 이야기 나눈다.
• 과거, 현재, 미래를 잡지나 다양한 매체로 표현한다.
• 과거는 어떠했는지, 현재의 자신의 모습은 어떤지 되돌아보고 미래에는 어떻게 할 것인지 구체적으로 표현한다.
• 작품을 중간에 모아놓고 원하는 사람이 먼저 발표한다.
• 과거, 현재에 대해 느낌을 나누고 미래에 대해 이야기 나눈다.
• 작품에 대해 서로의 피드백을 나눈다.

16-1. 나의 인생 곡선 그리기

● 재료

　8절 또는 4절 화지, 크레파스, 색연필, 잡지, 가위, 풀, 스티커 등

● 활동내용

• 화지 위에 막대그래프를 그리기 위한 세로선과 가로선을 그린다.
• 세로선의 가운데 부분에 점을 찍어 50이라고 쓴다.

- 세로선의 가장 윗부분에 행복이라고 적는다.
- 가로선은 연령을 표시한다(나이가 어린 경우: 2살 단위, 나이가 많은 경우: 5살 또는 10살 단위로 표시).
- 자신의 어린 시절(과거)과 현재 경험 상황 등을 떠올리도록 한다.
- 미래에 자신이 어떤 인생이 되어 있을 것인지 상상하여 표현하도록 한다.
- 연령단위 위에 점을 찍어 그래프를 그린다.
- 완성된 자신의 인생 곡선에 대해 이야기 나눈다.

17. 내가 보는 나, 타인이 보는 나

17-1. 내가 보는 나, 타인이 보는 나 Ⅰ

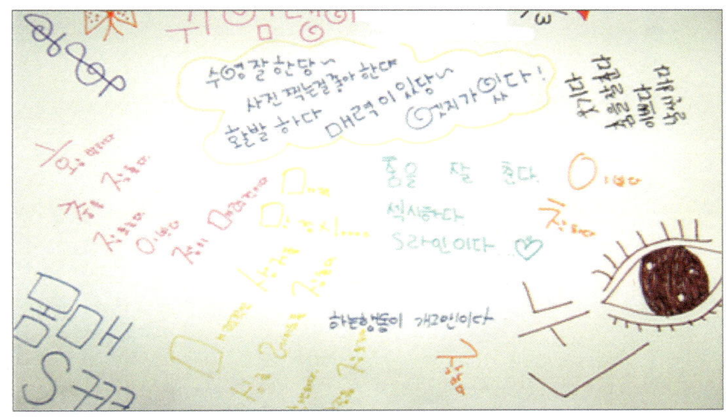

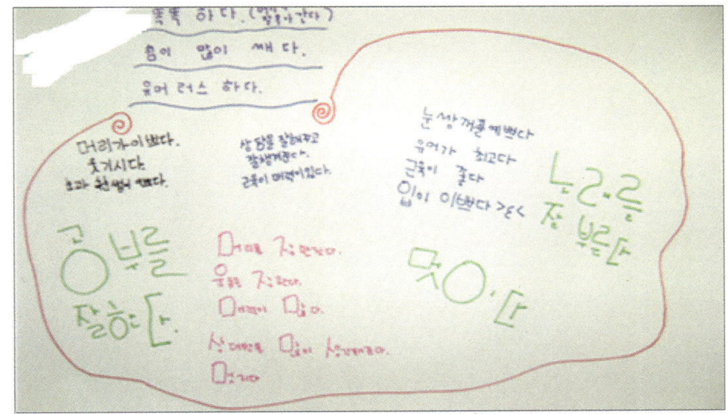

〈그림 33〉 내가 보는 나, 타인이 보는 나

● 재료

도화지, 사인펜

● 활동내용

• 도화지 위의 가장자리에 자신의 이름을 적는다.
• 지금까지 함께한 집단원의 장점에 대해 이야기를 나눈다.
• 집단원의 이름이 적힌 도화지를 돌려가면서 그 사람의 장점에 대해서 적는다.
• 다시 본인에게 돌아오면 타인이 바라보는 나의 모습에 대해 살펴본다.
• 읽고 난 후의 집단이 자신에게 적어준 피드백에 대한 느낌이 어떤지 나누기하고 서
  로 지지해주고 격려해준다.

17-2. 내가 보는 나, 타인이 보는 나 Ⅱ

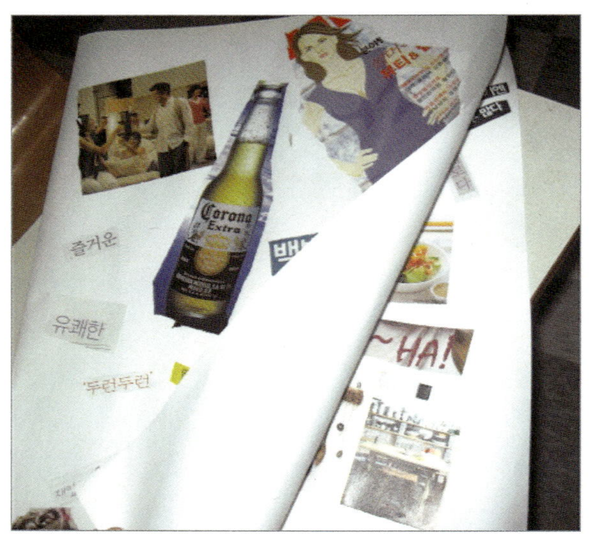

〈그림 34〉 진정한 나의 모습과 타인이 보는 내 모습

● 재료

8절 또는 4절 화지, 크레파스, 사인펜, 잡지, 가위, 풀

● 활동내용

• 화지를 반으로 접는다.

· 화지의 겉을 타인이 보는 나의 모습(타인은 나를 어떤 사람으로 생각하는지), 화지의 안
  을 내가 보는 나의 모습(나의 진정한 모습은 무엇인지)으로 생각하고 작업한다.
· 안과 밖을 살펴보며 자신에 대한 통찰을 유도한다.
· 무엇을 표현하였는지 이야기 나눈다.
· 작업 후 무엇이 느껴지는지 이야기 나눈다.

18. 문 그리기

● 설명

타인과의 관계 및 태도와 자기발견에 초점을 두고, 숙고해볼 질문들을 통해 인지
및 대인관계 능력을 향상하고, 자기지각력 향상 및 다양한 선택을 할 때, 목표를 향한
자기의지 및 준비성 탐구에 유용한 기법이다.

● 재료

도화지, 마커펜, 크레파스, 파스텔

● 활동내용

· '문을 그려주세요'라고 치료사가 말한다.
  – 문만 한 개 그렸는지? 혹은 집에 문이 붙어 있는지?
  – 문이 향하는 곳은 어디인지?
  – 문은 열려 있는지? 조금 열린 상태인지? 완전히 닫혀 있는지?
  – 문이 큰지? 작은지? 들어갈 수 있는지?
· 이러한 점이 자신의 성격과 태도에 대해 어떤 의미가 있는지에 관해 이야기 나눈다.

19. 갑옷 그리기

● 설명

자기방어력 증진 및 타인과의 사이에 놓인 벽을 제거하는 방법을 알아보는 데 유용
한 기법이다.

● 재료

갑옷이 그려진 도안, 크레파스, 매직, 천, 스팽글, 글루건 등

● 활동내용

· 갑옷이 무엇이고 수세기 동안 그 갑옷은 어떻게 사용되어 왔는지에 대해 이야기 나눈다.
· 원하는 갑옷의 도안을 선택한 후 나를 보호해 줄 수 있는 갑옷을 꾸민다.
· 자신은 어떻게 갑옷을 사용하여 주위 사람을 멀리하거나 자신을 감정들로부터 멀어지게도 하고 가까이하게 하기도 하는지에 초점을 맞추어 이야기 나눈다.
· 갑옷의 종류와 크기, 무게, 광택, 수, 다루기 힘듦 등에 대해 이야기 나눈다.

20. 행복으로 가는 다리

● 설명

삶의 목표 및 행복의 요소를 확인하는 데 유용한 기법이다.

● 재료

도화지, 마커펜, 크레파스, 파스텔

● 활동내용

· 행복에 이르게 하는 다리를 그리도록 한다.
· 각기 내담자들의 그림을 집단원 전체가 골고루 감상하게 한다.
· 그려진 다리의 형태가 평범한지, 아기자기한지, 튼튼한지, 약한지, 긴지, 짧은지, 색은 어떠한지에 대해 이야기 나눈다.
· 집단원들이 그들이 그린 다리 끝에서 어떠한 즐거움을 발견할 수 있는지 서로 묻고 이야기 나누도록 한다.
· 다리를 건널 때의 기분은 어떠한지, 건너는 데 시간은 얼마나 걸리는지, 어떤 방법으로 건너는지에 대해서 이야기 나눈다.
· 웅덩이 혹은 구멍 같은 것들이 있을 경우에라도 인내하며 건너기를 포기하지 않는지를 알아본다.

20-1. 점토로 만든 행복으로 가는 다리

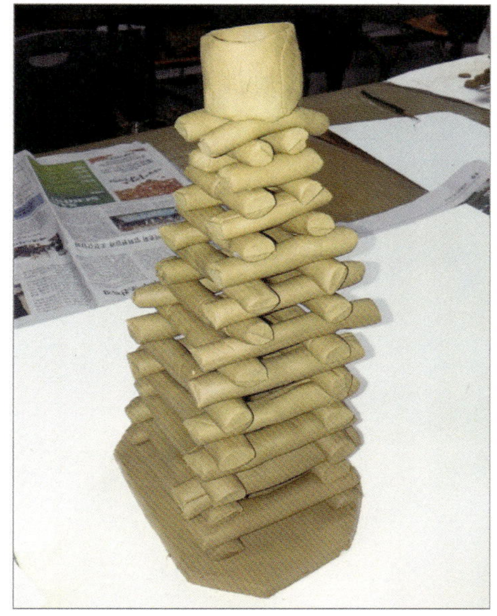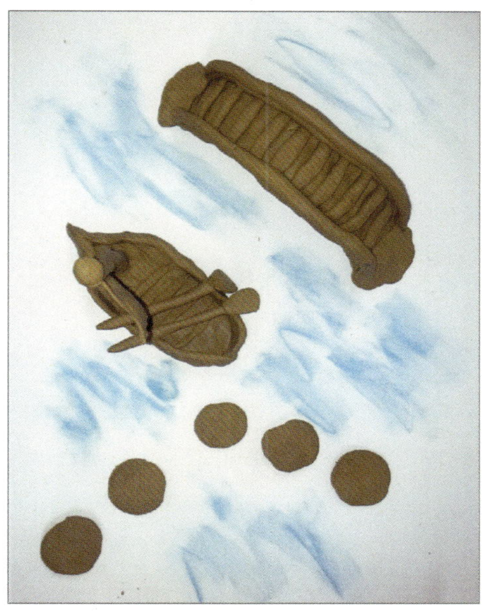

〈그림 35〉 행복의 다리 만들기

● **재료**

도화지, 크레파스, 파스텔, 점토

● **활동내용**

- 점토를 활용하여 행복으로 이르는 다리를 만들게 한다.
- 만들어진 다리의 형태가 평범한지, 아기자기한지, 튼튼한지, 약한지, 긴지, 짧은지, 색은 어떠한지에 대해 이야기 나눈다.
- 집단원들이 그들이 만든 다리 끝에서 어떠한 즐거움을 발견할 수 있는지 서로 묻고 이야기 나누도록 한다.
- 다리를 건널 때의 기분은 어떠한지, 건너는 데 시간은 얼마나 걸리는지, 어떤 방법으로 건너는지에 대해서 이야기 나눈다.
- 웅덩이 혹은 구멍 같은 것들이 있을 경우에라도 인내하며 건너기를 포기하지 않는지를 알아본다.

21. 바위가 된 자신

● 설명

바위를 관찰하고 탐구함을 통해 변화에 대한 내담자의 자세를 다른 사람들과 공유하는 데 유용한 기법이다.

● 재료

도화지, 마커펜, 크레파스, 파스텔

● 활동내용

· 자신의 특징을 담아 바위로서의 자신을 그려보도록 한다.
· 단단함, 차가움, 움직임 없음, 울퉁불퉁함 등의 바위의 특징을 살펴보게 한다.
· 큰지, 작은지, 움직이는지, 움직이려 하지 않는지, 생기가 있는지 없는지, 검은색인지, 갈색인지, 다채로운지, 표정이 있는지 없는지에 관해 이야기 나눈다.
· 바위와 내담자 자신의 현재 기분 및 성격을 비교해보도록 한다.
· 내담자 자신은 삶을 유연하게 이끌어나가는 능력이 있는지 바위와 연관지어서 이야기 나눈다.

22. 중독 그리기

● 설명

내담자들에게 스트레스를 주지 않고 만족감과 충만감을 느낄 수 있게 하면서 중독에 관한 탐구와 나누기를 하는 데 유용한 기법이다.

● 재료

도화지, 마커펜, 크레파스, 파스텔

● 활동내용

· 용지를 절반으로 접는다.
· 한쪽에는 내담자 자신의 중독적인 특징을 그리게 한다.

- 다른 한쪽에는 내담자 자신의 정상적이며 중독적이지 않은 평범한 특징을 그리게 한다.
- 표현한 두 특성의 비슷한 점과 차이점을 이야기한다.
- 습관적인 중독에 이르게 하는 촉발요인이 그림에서 어떠한 상징으로 그려졌는지 찾아 이야기 나눈다.

23. 축하해주기 종결 파티

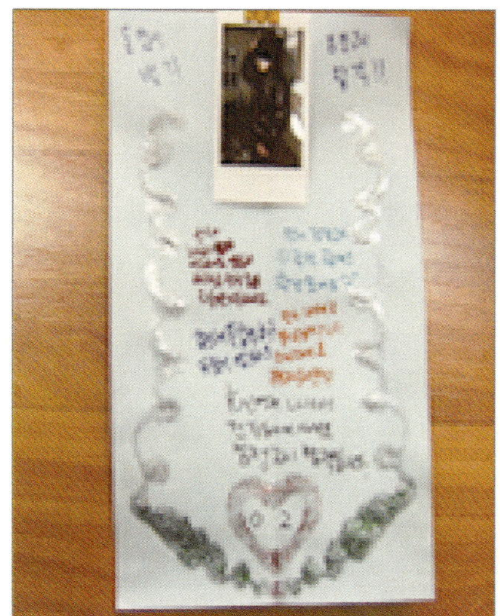
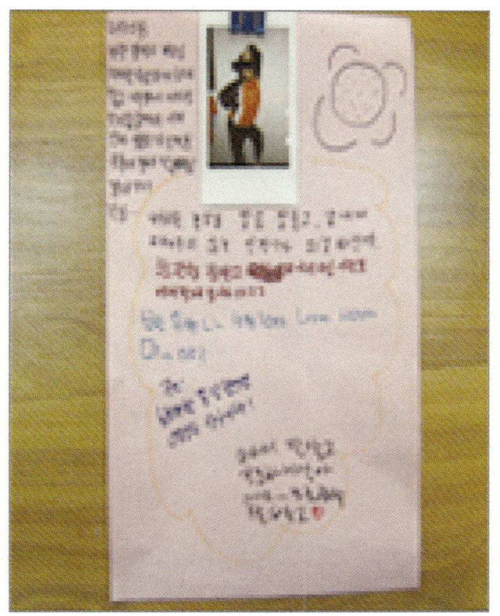

〈그림 36〉 종결 파티

● 재료

색도화지, 반짝이 풀, 플로라이드 카메라, 사인펜, 끈, 집게

● 활동내용

- 플로라이드 카메라로 자신이 원하는 자유로운 포즈를 취하고 사진을 찍는다.
- 원하는 색도화지를 선택해서 자신만의 특별한 포즈의 사진을 붙인다.
- 바람이나 새로운 결심을 적는다.
- 집단이 돌아가면서 도화지에 이후에 열심히 살아갈 수 있도록 희망과 용기, 격려의 글을 적는다.

- 집단이 자신에게 적어준 글에 대한 느낌과 지금까지 함께한 소감에 대해 나눈다.
- 다른 집단원은 미래에 긍정적 설계에 대해 자신감을 갖도록 격려를 하고 악수를 한다.

24. 동굴화

● 설명

타원 테두리 공간을 동굴입구로 가정하고, 치료사가 내담자에게 동굴 바깥세계를 바라보도록 한다. 이를 통해 바깥세계를 바라보는 풍경을 그리게 함으로써, 공간이미지를 자극하고, 타원테두리의 안과 밖의 양방향을 바라보는 것에 초점을 둔다. 즉, 바깥쪽의 여백공간이 내담자의 심리상태와 관련이 있다.

※ 주의: 계란화와 별도로 시행하고, 함께할 경우에는 계란화를 먼저 그리고 난 후 동굴화를 그리게 한다. 또한, 타원 테두리의 크기는 너무 크게 하지 않는다.

● 재료

A4용지(내담자에 알맞은 것), 연필, 크레파스 등

● 활동내용

- 치료사가 종이 위에 타원을 그린다.
- '여기가 동굴입구인데 만일 당신이 동굴 안에 살고 있다면, 바깥세계는 어떤 세계가 보이면 좋을지(동굴 속에서 본 바깥세계) 그려보세요'라고 말한다.
- 완성 후 색을 칠하고 싶은지에 관해 묻고, 원할 경우에 색칠하도록 한다. 원하지 않는 경우에는 '동굴 벽에 당신이 좋아하는 색을 칠하세요'라고 하여 동굴 벽만 칠하게 한다.
- 치료사가 동굴화를 이해하는 데 필요한 사항(그림 속의 계절, 시간, 동굴에 실제 살고 있는 것) 등에 관해 묻는다.
- 그림 중에 표현된 사물에 대한 언어화를 한다.

25. 가족 풍경

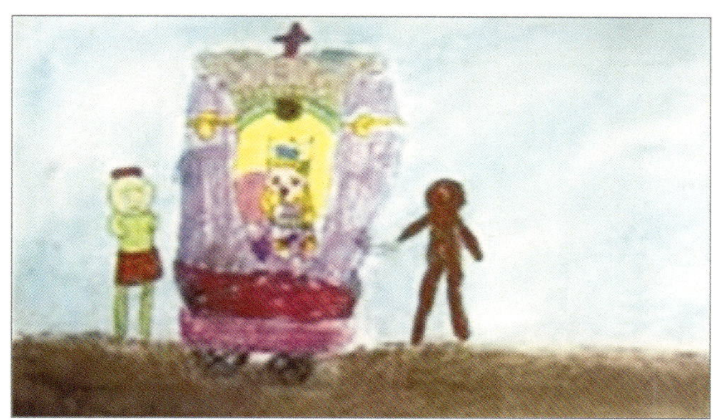

〈그림 37〉 가족 풍경

● 설명

자기지각 및 가정에서의 내담자의 자아존중감, 정서, 관점, 치료방향에 미치는 영향력을 인식하는 데 유용한 기법이다.

● 재료

점토, 테라코타 점토, 화지, 마커펜, 크레파스, 파스텔

● 활동내용

- 집단원들에게 자신의 가족을 나타내는 인형을 만들게 한다.
- 인형들이 실제와 비슷하지 않아도 된다고 말해준다.
- 내담자는 원하는 만큼의 인형을 많이 만들어도 되지만 가능한 한 최소 2개를 만들도록 권유한다.
- 인형이 완성되면 큰 종이(8절 또는 4절 화지) 위에 올려놓는다.
- 인형 주위에 환경을 그려 넣으라고 내담자들에게 제안해둔다(예: 거실, 공원, 바다 등).
- 종이 위에 놓인 위치, 서로의 관계성, 크기를 탐색하며 이야기 나눈다.
- 풍경에서 제외되어 표현되지 않은 가족 구성원들에 관하여 이야기 나눈다.

26. 추억의 미니정원

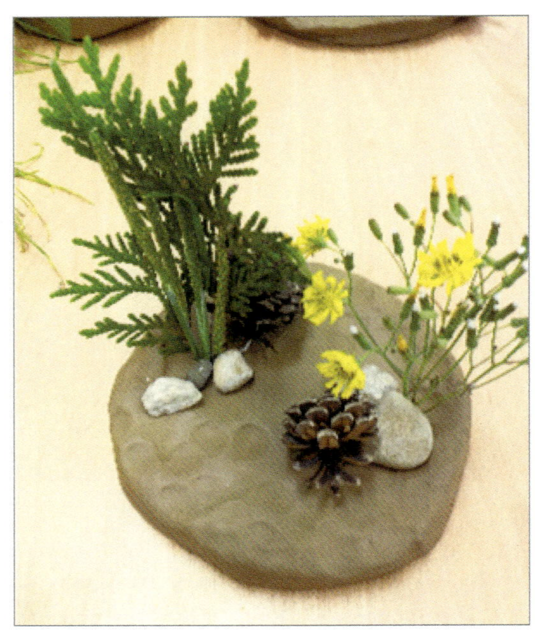

〈그림 38〉 미니 정원

● **재료**

무덤을 위한 식물, 점토, 식물(혹은 화분), 헬륨풍선, 마커펜

● **활동내용**

- 사랑했던 사람이나 동물의 무덤을 표현할 흙 혹은 화분과 식물들을 준비한다.
- 사랑했던 사람이나 동물이 묻혀 있는 곳을 표현할 식물과 추억의 미니정원에도 심을 식물을 준비한다.
- 미니정원은 언제라도 옮기길 원할 경우에는 화분에 꾸며도 되고, 땅에 직접 심어도 된다.
- 무덤을 위한 식물과 추억의 화분 혹은 정원은 어떤 연결고리를 가지는지에 관하여 상상해보고 이야기한다.
- 각자 한 개씩 헬륨풍선 위에 그리운 동물에게 보낼 메시지를 적는다.
- 메시지를 풍선에 매달고 내담자들은 모두 동시에 풍선을 하늘로 날린다.

27. 나비의 성장과정과 나

● 설명

　　나비는 내담자들에게 변신을 뜻하는 훌륭한 암시이다. 나비의 변태과정이 바로 아동에게 변화를 가져오게 할 수 있는 은유적 표현인 것이다. 불안한 내담자는 애벌레가 고치 안에서 얼마나 안전한지에 대해 궁금해한다. 아동은 나비들이 고치를 떠나 바깥세상으로 날아갈 때 느낌과 생각들에 대해 자신의 느낌을 쉽게 나비에 투영할 수 있다. 바로 이 점이 내담자와 나비를 만드는 동안 이야기해야 할 중요한 대화의 핵심이다.

● 재료

　　나비의 성장과정 영상물, 도화지, 크레파스, 연필, 지우개 등

● 활동내용

• 나비의 성장과정에 대해 이야기를 나눈다.

• 나는 나비의 어느 과정에 머물러 있는가를 이야기한다.

• 그곳에 머물러서 무엇을 하고 있는지에 대해 이야기한다.

• 그곳의 환경은 어떠한지 계속 머물러 있고 싶은지에 대해 이야기 나눈다.

27-1. 나의 나비

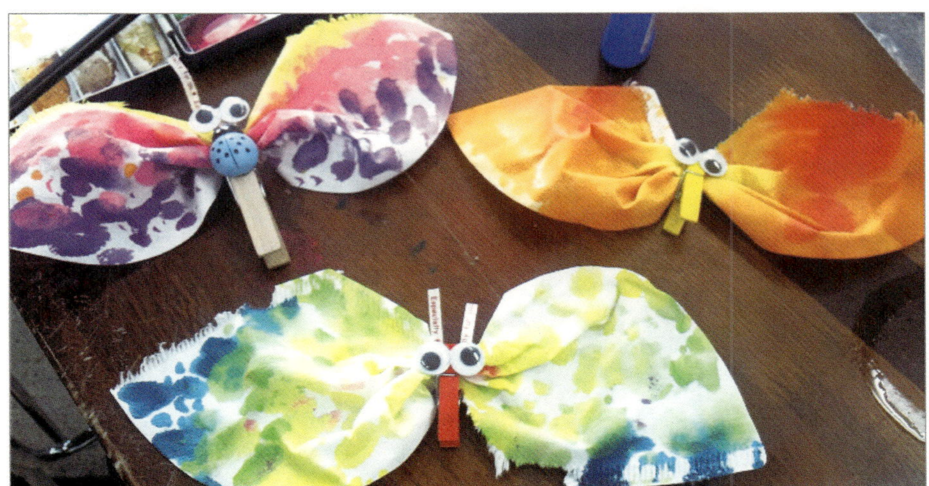

〈그림 39〉 나의 나비

● 재료

나무 빨래집게(용수철이 없는 구형집게), 흰색 커피필터, 물, 수성물감, 붓, 신문지, 유성 마커펜, 실(나비를 매달기 위해)

● 활동내용

• 내담자에게 커피필터를 주고 수성 물감으로 원하는 모양으로 색칠하게 한다.
• 내담자가 색칠을 끝마치면 커피필터의 중앙에 빨래집게를 꽂고 양쪽에 날개 모양이 되도록 필터를 주름 잡는다.
• 원하는 대로 나비의 얼굴을 그린다.
• 내담자가 어디엔가 매달고 싶어 할 때는 실을 나비에 묶어준다.
• 완성된 나비를 바라보며 이야기 나눈다.
    – 나비가 바라본 세상 밖은 어떠한가?
    – 나비는 무엇을 하려고 하는가?
    – 어디를 향해서 가려고 하는가?

27-2. 공동 작업: 나비

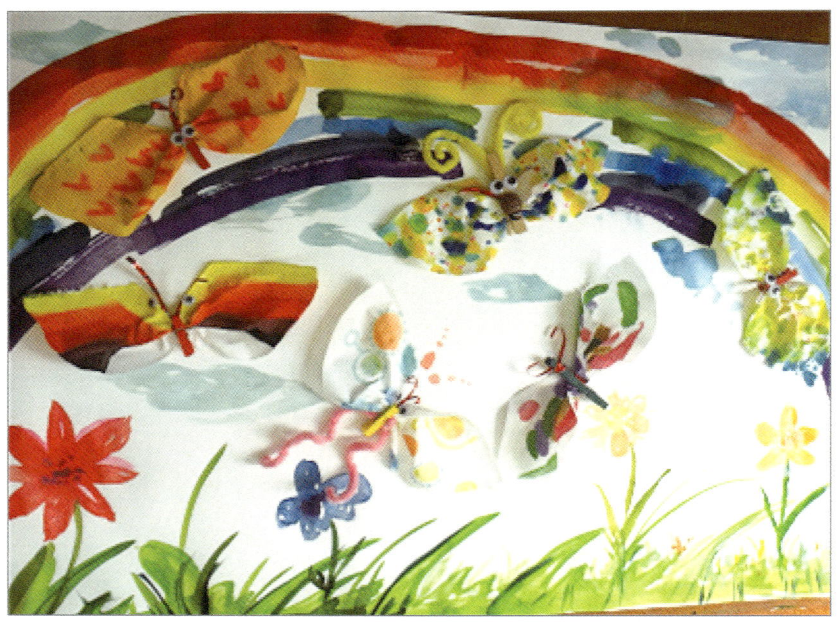

〈그림 40〉 꽃밭에서 희망을 찾아

● 재료

나무 빨래집게(용수철이 없는 구형집게), 흰색 커피필터, 물, 수성물감, 붓, 신문지,
유성 마커펜, 실(나비를 매달기 위해), 전지, 스카치테이프, 글루건

● 활동내용

· 각자 자신의 나비를 전지 위에 자유롭게 올려놓는다.
· 올린 나비를 바라보며 집단원들이 함께 나비의 환경을 꾸며준다. 이때 집단원끼리
  말없이 진행한다.
· 공동작업이 완성이 되면 서로 이야기할 수 있다.
· 완성된 공동화를 벽면에 붙여놓는다.
· 집단구성원이 함께 상의하여 제목을 붙인다.
· 치료사는 작업을 하면서 느낀 점, 좋았던 점 그리고 불편했던 점에 대해 서로 이야
  기하도록 한다.

28. 색과 성격

● 설명

자신의 정체성과 개성에 대해 탐구하는 것을 목표로 한다.

● 재료

도화지, 마커펜, 크레파스, 파스텔, 물감

● 활동내용

· 미리 주어진 것 또는 내담자가 직접 그린 열 개의 네모 모양 안에 빨간색, 초록색,
  파란색, 노란색, 갈색, 보라색, 주황색, 흰색, 회색 물감 혹은 마커펜, 크레파스 등
  을 이용하여 색을 칠한다.
· 다양한 색으로 칠해진 네모 주위에 각각의 색으로 인해 느껴지는 내담자의 기분과
  감정의 상태를 적게 한다.
· 내담자가 좋아하는 색을 선택하여 그 색과 성격이 드러나는 그림을 그리게 한다.
· 내담자가 그린 그림의 색을 감정 상태와 성격 특성과 연관시켜서 이야기 나눈다.

29. 집단 참여자들의 상징 그리기

● 설명

내담자들의 사회성 향상 및 집단원과의 친밀감 형성, 자기지각을 목표로 한다.

● 재료

도화지, 마커펜, 파스텔, 크레파스

● 활동내용

· 내담자들은 각각의 자신을 상징(성격, 행동, 외모 등)할 수 있는 것 중 하나를 정해서
그린다.
· 그려진 상징물 등을 마구 섞어 놓는다.
· 집단원들은 각각의 상징을 본 후 누구의 것인지 맞추어보도록 한다.
· 어떤 점이 그 집단원과 비슷한지에 대해 이야기 나눈다.
· 내담자들은 자신이 보는 자신의 모습이 다른 사람이 표현한 자신의 모습과 같은지
비슷한 점과 차이점은 무엇인지에 관해 이야기 나눈다.

30. 나만의 섬 그리기

● 설명

미래의 꿈의 환경과 현실에서의 유사점 및 차이점을 알아봄으로써 내담자가 바라는
가정환경을 얻는 방법에 대해 알아보고자 하는 기법이다.

● 재료

도화지, 마커펜, 파스텔, 크레파스

● 활동내용

· 자신만의 사적인 섬을 그린다.
· 자신만의 섬에 어떤 것들을 가져다 놓고 싶은지 그림으로 표현한다.
· 그린 섬의 모습을 살펴본다.

• 섬의 위치와 섬의 전체적인 분위기를 살펴보고, 그 장소에서 살게 될 때의 좋은 점을 이야기 나눈다.
• 바라는 가정환경을 얻는 방법에 대해 이야기 나눈다.

31. 물고기 가족화

● 설명

물고기 가족화는 어항을 그린 도식을 주어 그 안을 자신이 꾸미고 싶은 세계로 꾸며보게 한다. 단, 자기 집에 있는 수족관이나 실물을 보고 그리면 안 되며 자신이 꾸미고 싶은 세계를 꾸미게 한다. 치료사가 의도하여 "나"를 포함한 물고기의 세계를 표현하라고 해도 무방하며, 자신의 가정에 대한 비유나 마음속 내면에 대한 것을 그리게 코멘트해도 무방하다. 그림을 그린 사람에게 반드시 왜 그렇게 그렸는가의 설명을 들어서 분석에 도움이 되고 정확한 갈등과 억압의 상태를 알 수 있도록 한다. 이를 통해 가족관계의 역동성, 현재 심리적 갈등을 일으키는 주제 파악을 한다.

● 재료

연필, 색연필, 색사인펜, 크레파스 등

● 활동내용

• 준비한 물고기 가족화 용지를 나누어준다.
• '어항 속에 물고기 가족을 그려보세요. 몇 마리를 그릴지, 어떤 상황을 그릴지는 자유입니다. 그리고 그린 물고기마다 역할(엄마, 아빠, 나, 동생, 할머니 등)을 쓰세요'라고 말한다.
• 물고기 가족화를 다 그리면 그 그림을 가지고 친한 친구끼리 4~5명씩 모여 앉아 친구들에게 자기 그림에 대해서 설명한다.
• 서로 설명하기 어려워하거나 꺼려하는 분위기일 경우에는 그림의 빈 여백에 어떤 상황인지를 적도록 한다.
• 무엇을 느끼거나 알게 되었는지 이야기를 나눈다.

32. 손가락 인형

● 재료

오래된 장갑, 머리카락을 만들기 위한 깃털, 눈 장식품, 리본, 스펀지, 가위, 뜨개실, 옷감, 펠트, 단추, 풀, 글루건 등

● 활동내용

- 장갑에서 손가락들을 잘라내고 풀림을 장지하기 위하여 구멍의 밑 부분을 꿰맨다.
- 눈은 눈 장식품, 리본, 펠트 혹은 작은 스펀지 조각들을 사용해서 표현한다.
- 코, 입, 머리카락을 추가하여 꾸민다.
- 인형은 천, 펠트 등으로 옷을 만들어 입힌다.
- 작은 펠트, 모자, 작은 나비넥타이, 스카프 등으로 꾸민다.
- 인형의 모습에 초점을 맞추어 역할극을 하거나 이야기를 나눈다.
- 내담자들이 인형을 통해 이야기하고자 하는 생각과 느낌을 공유하도록 한다.
- 인형을 활용하여 자신을 소개 혹은 자신에 대한 새로운 사실을 이야기하며 내담자들 간 상호작용을 하도록 한다.

32-1. 토끼 인형 만들기: 비닐장갑

● 재료

일회용 비닐장갑 2장, 부드러운 솜, 매직, 눈알, 접착제, 실, 스카치테이프 등

● 활동내용

- 부드러운 솜의 촉감을 느껴본다.
- 자신과 함께할 수 있는 토끼 인형을 만들 것이라고 이야기한다.
- 장갑에 양옆 3개 손가락은 손바닥 안으로 넣는다.
- 중지와 검지, 약지 부분에 솜을 채워 넣고 밑 부분에 솜이 나오지 못하도록 마무리한다.
- 장갑의 겉을 꾸민다. 만약 내담자가 원한다면 토끼가 아닌 다른 동물이나 사람을 만들 수도 있다.
- 토끼를 만들고 난 후 느낌에 대해 이야기 나눈다.

33. 계란화

● 설명

계란화는 계란이라고 하는 물체 이미지를 자극하고 타원 테두리 내측에 초점을 두어 계란을 발견하고 새롭게 탄생하는 과정을 그림의 공간에서 표현하는 것이다. 계란화의 특징은 타원 테두리의 공간 파괴에 내담자를 참가하게 하여 내담자와 치료자 쌍방이 예측하지 못한 새로운 것이 탄생하는 것을 묘사하는 것으로 계란의 금은 내담자의 현재 심리적 에너지 강도를 나타낸다.

● 재료

A4용지(내담자의 요구에 따라 다양한 크기 사용 가능) 스케치북, 연필, 크레파스 등

● 활동내용

• 치료자가 그림 용지에 계란모양의 큰 타원을 그린다.
• 내담자에게 '무엇으로 보이는가?' 하고 묻고 '계란'이라고 대답하면 '맞아요', '그래요'라고 한다. 만약 내담자가 타원으로 인지하지 못하면 '이것은 계란이에요'라고 알려준다.
• 치료자가 그린 타원형을 내담자가 계란으로 인지하면 '이 계란에서 지금 뭔가 태어나려고 해요. 그러니까 당신이 이 계란에 금을 넣어 태어나는 것을 도와주시면 좋을 것 같아요'라고 말한다.
• 내담자가 금을 그리고 난 후 '계란에서는 무엇이 태어날까요?'라고 묻는다. 대개 '병아리'라고 대답한다. 그러면 '그렇죠, 병아리가 태어나죠'라고 주고받기를 한다.
• '이 알은 그림 계란이므로 무엇이라도 태어날 수 있어요. 게다가 당신이 지금 금을 그어 넣어주었기 때문에 당신의 계란이라고도 말할 수 있습니다'라고 이야기하고 '당신이 계란으로부터 나오면 좋겠다고 생각하는 것을 계란 껍질과 함께 그려주세요' 하며 다른 종이에 이것을 그리게 한다.
• 마지막으로 채색의 희망 여부를 물어 색칠하기를 선택하도록 한다.
• 내담자로 하여금 반드시 계란의 금을 긋도록 한다. 계란의 금을 통해서 내담자의 심리적 에너지를 알 수 있다.
• 계란화에서 표현되는 것을 해석할 필요는 거의 없다. 내담자가 표현을 했다면 '아! 그런 것이 태어났구나'라고 반응을 하고 내담자가 표현할 수 있었다는 것을 존중해 준다.

• 계란에서 나오는 것이 구체적인 것이 아닐 때는 구체화시키는 것이 필요하다. 예를 들어, 도깨비 방망이가 나오는 경우가 있다. 그럴 때는 '도깨비 방망이를 두드렸을 때 무엇이 나오면 좋나요?' 하고 질문하여 구체화시킨다.

34. 테두리 법

● 설명

자아가 약한 내담자들에게 많이 사용되고 있으며, 테두리를 그릴 시 자를 사용하지 않는다. 또, 원을 그려주고 원 안에 그림을 그리거나 채색하게 하여 과잉행동, 주의산만 등을 완화할 수 있다.

● 재료

도화지, 사인펜

● 활동내용

• 치료사가 유·아동에게 "오늘은 테두리 안에 그림을 그려보자" 하고 말하고 도화지에 테두리를 그어서 유·아동에게 건네준다(이때 자나 기타 도구를 사용하지 않고 그냥 선을 긋는다).
• 내담자가 테두리 안에 채색을 하거나 그림을 그리도록 한다. 만약 유·아동 내담자가 지시에 따라서 수행하지 못하면 치료사가 그리는 것을 보여주고 다시 지시한다.
• 내담자가 모방하여 수행하면 적극적으로 칭찬한다.
• 색깔이나 그림의 모양을 바꾸어 가며 다양하게 반복 실시한다.

35. 요술 항아리 만들기

● 재료

점토, 스펀지, 도예도구, A4용지, 연필

● 활동내용

• 점토를 길게 여러 개 밀어놓는다.

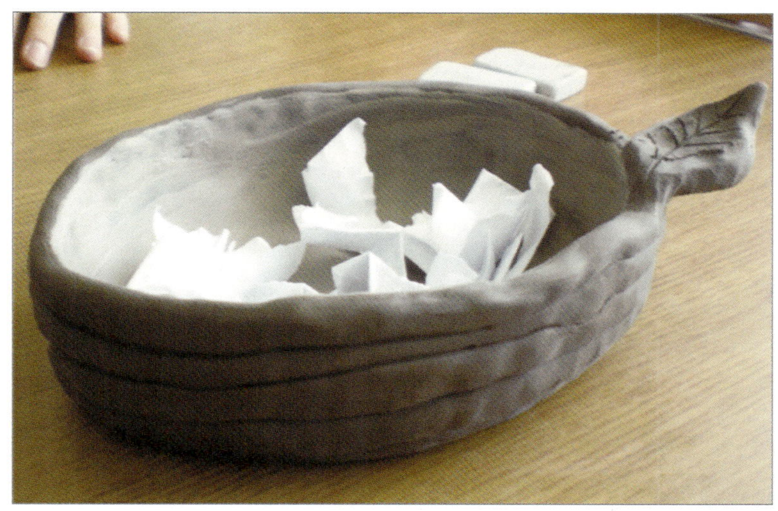

〈그림 41〉 요술 항아리

- 밀어놓은 흙을 이용하여 내담자가 원하는 항아리의 모양을 만든다(크기, 모양은 자유).
- 눈을 감고 명상을 하면서 지금 자신이 끌어안고 있는 문제를 모두 떠올려본다.
- 떠오르는 나에게 닥쳐온 어려움을 종이 위에 적는다.
- 만들어진 항아리에 문제가 적힌 종이를 버리면서 어떠한 어려움이 있는지에 대해 이야기 나눈다.
- 집단원이 이야기를 들으며 경청과 공감으로 함께해준다.

36. 집단화: 사포 그림 그리기

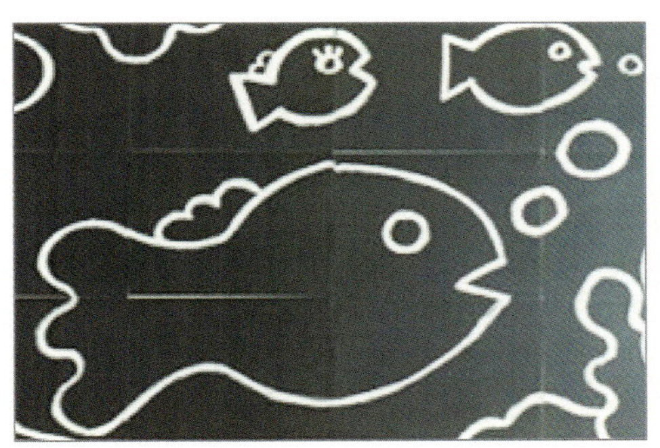
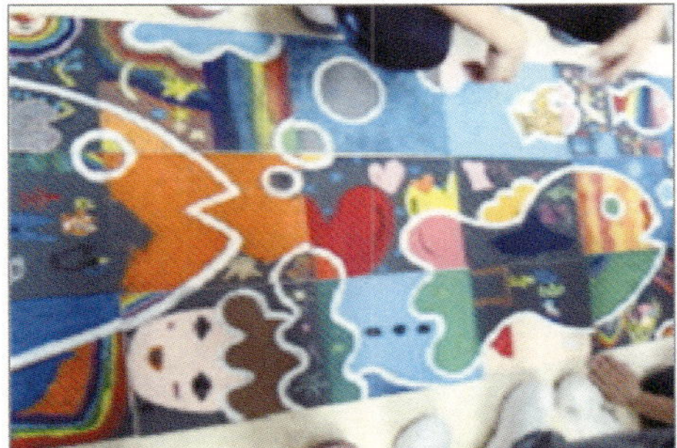

〈그림 42〉 사포 집단화

● 설명

집단원과 관계를 형성하고 협동성을 기를 수 있다.

● 재료

사포(집단원 숫자만큼), 크레파스, 파스텔, 스카치테이프

● 활동내용

• 치료자는 미리 공동그림을 그려놓는다.
• 부분만을 보고 원하는 것을 한 장씩 뽑는다.
• 자유롭게 색칠한다.
• 붙여서 완성한다.
• 함께 붙여서 완성된 그림을 보고 느낀 점에 대해 이야기 나눈다.

37. 요술거울 만들기

● 설명

자신의 긍정적인 미래의 모습을 나타내며 자아의식을 함양할 수 있다.

● 재료

거울, 호일, 유성매직, 글루건, 화지

● 활동내용

• "이 거울은 세상에 하나밖에 없는 요술거울입니다. 자신의 보고 싶은 미래의 모습
  을 볼 수 있답니다. 미래에 멋진 자신의 모습을 떠올려보세요"라고 말한다.
• 미래의 모습을 떠올리며 이야기 나눈다.
• 도화지를 동그라미 모양으로 오려서 거울을 만든다.
• 거울에 호일을 붙이고 매직으로 미래의 모습을 그린다.
• 완성한 후 이미지를 보고 느낌을 나눈다.

38. 감정일기장 만들기

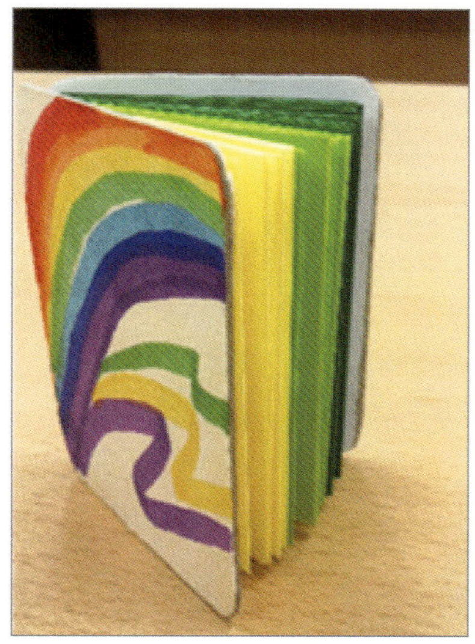

〈그림 43〉 나만의 감정일기장

● 설명

내면의 감정을 자연스럽게 표현하는 방법을 익혀 건강한 자아를 가지도록 한다.

● 재료

4절 또는 8절 색도화지(여러 장), 가위, 풀, 스티커(표정이 그려진), 풀, 사인펜, 색연필

● 활동내용

· 감정에 대해 이야기를 나눈다.

· 기분 좋은 감정과 불쾌한 감정을 느꼈을 때의 상황과 경험에 대해 이야기를 나눈다.

· 색도화지를 접어 책 모양으로 만들어 꾸민다.

· 일기장 표지에 'ㅇㅇ의 감정일기장'이라고 적는다.

· 내담자에게 느껴지는 감정을 표현한다.

· 한 달 뒤 또는 몇 주가 흐른 후에 함께 감정의 일기장을 읽어본다.

39. 희망의 나무 만들기

39-1. 희망의 나무 만들기 Ⅰ

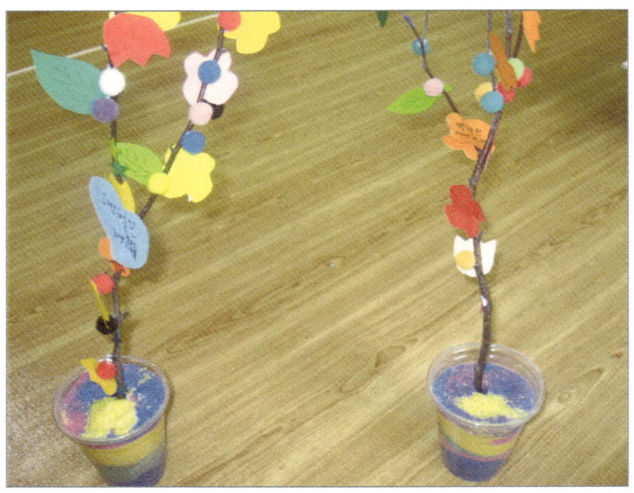

〈그림 44〉 희망의 나무

• 내담자: 자아존중감이 낮은 초등학생 아동
• 작품내용: 자신이 미래에 되고 싶은 직업과 친구들과 사이좋게 지내고 싶은 소망을 적어놓음.

● 재료

투명 컵, 파스텔, 꽃소금, 흰 도화지(여러 장), 나뭇가지, 색종이, 사인펜, 뽕뽕이, 글루건, 점토 등

● 활동내용

• 흰 도화지 위에 원하는 파스텔을 선택하여 마구 칠한다.

• 가루가 생긴 파스텔 위에 꽃소금을 적당량 올려놓고 비빈다.

• 동일한 방법으로 다양한 색깔을 만든다.

• 점토를 나뭇가지에 끼워 컵 안에 세운다.

• 색종이를 나뭇잎 모양으로 오린다.

• 오려진 나뭇잎 위에 내담자가 원하는 희망을 적는다.

• 다양한 재료와 함께 나뭇가지를 꾸민다.

• 물들은 소금을 차곡차곡 쌓아 꾸민다.

・내담자 작품에 대해 설명한 후 이야기를 나눈다.

39-2. 희망의 나무 꾸미기 II

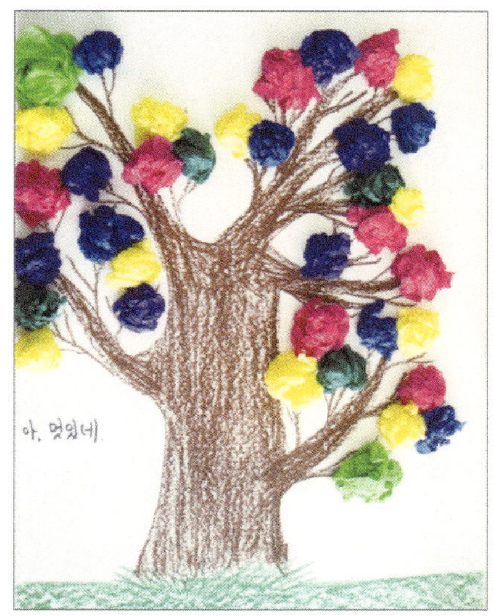

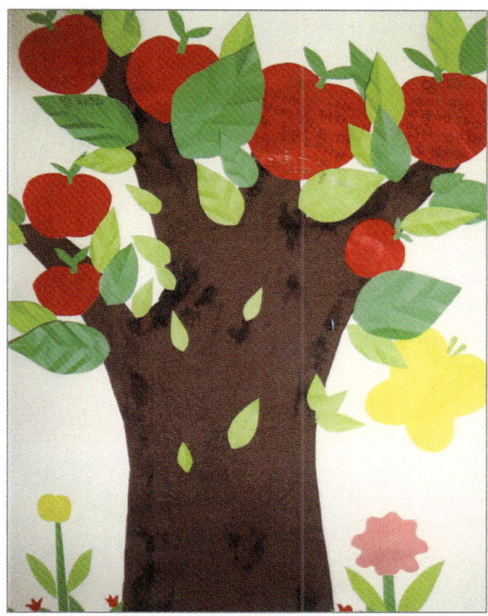

〈그림 45〉 희망의 나무 꾸미기

● **재료**

4절 캔트지, 한지, 꽃지(박엽지), 머메이드지, 색종이, 가위, 풀, 크레파스 등

● **활동내용**

・나무를 도화지에 그리게 한다.

・현재 나무의 상태에 대해 살펴보고 이야기하도록 한다.

  – 나무는 몇 살입니까?

  – 나무의 위치는 어디입니까?

  – 나무가 있는 곳의 계절과 날씨는 어떻습니까?

  – 나무의 장점과 단점은 무엇입니까?

  – 나무의 소원은 무엇입니까?

  – 나무의 건강상태는 어떻습니까?

・나무가 더욱 잘 자라나기 위해서 필요한 것이 무엇인지 생각해보고 이야기 나누어
본다.

• 원하는 재료를 선택하여 나무를 꾸민다.
• 만약 나무가 소원을 이루어줄 수 있다면 어떤 소원을 담고 싶은지 이야기 나누어 본다.
• 소망나무에 이루고 싶은 소원, 비전, 새로운 각오, 가족에게 하고 싶은 말 등을 표현하도록 한다.
  ※ 그림, 글, 색 등 모든 표현 방법을 허용한다.
• 작업이 끝나면 소망나무에 이름을 지어주고 나무를 본 느낌, 작업하면서 느낀 것, 자신이 표현한 것 등에 대해서 나눈다.

40. 나는 날 수 있어요

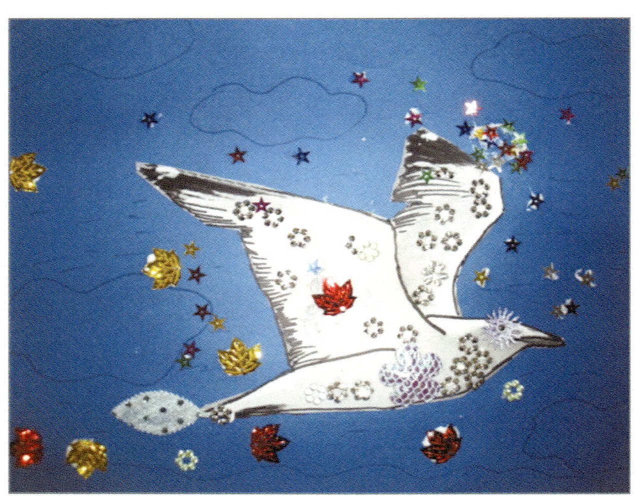

〈그림 46〉 날아라 새야

● 설명

　새를 통해 자신의 이상과 꿈을 실현하고자 하는 용기와 희망을 표현하며 격려의 말을 통해 긍정적인 자아상과 미래상을 가지게 한다.

● 재료

　8절 또는 4절 도화지, 새 모양(여러 가지 모양의 새를 본뜬 것), 색연필이나 사인펜, 반짝이 풀, 스팽글, 매니큐어 등

● 활동내용

- 조용한 음악을 틀어준다(예: 'I believe I can fly').
- 새가 날아가는 모습을 상상하고 동작으로 표현해보도록 한다.
- 새가 되어 날았을 때의 느낌과 감정, 그리고 가고 싶은 곳 등에 대해서 이야기 나눈다.
- 준비된 새의 도안 중 마음에 드는 것을 선택하여 색칠하고 꾸민다.
- 새를 꾸민 후 도화지에 붙이고 다양한 재료로 꾸민다.
- 작품의 제목을 정한다.
- 나를 자유롭지 못하게 하는 것, 나에게 자유란 무엇인지, 내가 만약 하늘을 날 수 있다면 등에 대해서 나눈다.
- 집단상황이라면 집단원끼리 서로의 새에게 격려나 긍정적 메시지를 전달하도록 한다.

41. 핑거페인팅(전분가루)

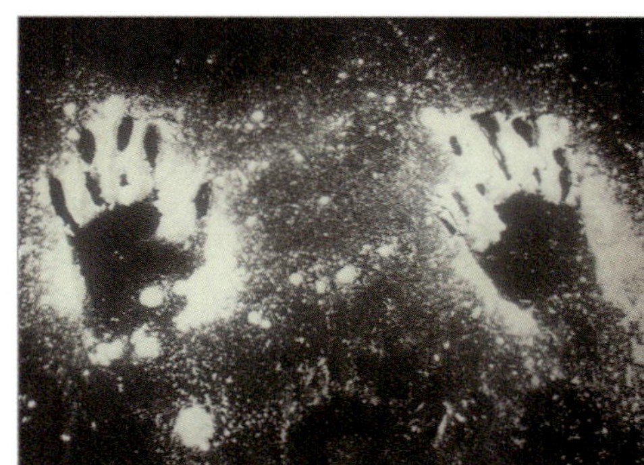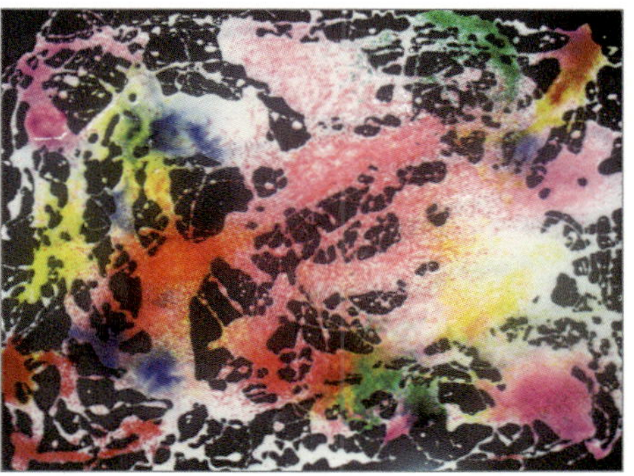

〈그림 47〉 전분가루 뿌리기

● 설명

　　개별과 집단 작업이 가능하며 미술치료 초기에 활용 시 긴장을 이완시키고 미술치료에 대한 흥미를 느끼게 하며 라포 형성에 도움을 준다. 전분 반죽에 그림물감을 섞어 색깔을 만든 후 검정 캔트지나 흰색 전지에 손으로 뿌려 감정을 해소하고 표현할 수 있다.

● 재료

전분가루(감자 전분), 불어 펜, 물, 4절 검정캔트지, 플라스틱 그릇

● 활동내용

· 전분을 플라스틱 그릇에 담고 충분히 만져보며 느낌을 다양하게 말해본다.

· 4절 검정캔트지 위에 자신의 한쪽 손을 대고 다른 한 손으로 전분을 뿌려가며 자신을 축복하는 노래를 부른다.

　※ 개인치료의 경우 치료사가 내담자에게, 집단일 경우 2인 1조가 되어 옆 친구와 짝을 정해서 마주 보며 상대방의 손에 전분가루를 뿌려주며 서로 축복해준다.

· 전분가루를 다시 그릇에 넣은 후 전분가루에 물을 부어 반죽하고 만져보며 다양한 모양과 느낌을 경험해본다.

· 전분 반죽을 4절 검정캔트지 위에 손으로 뿌려서 자유롭게 표현해본다.

　※ 작업 위에 불어 펜으로 불어서 다양한 색으로 표현해볼 수 있다.

· 작품의 제목을 정하고 작업할 때의 느낌과 작품을 본 느낌에 대해서 이야기 나눈다.

42. 동물 가족화 그리기

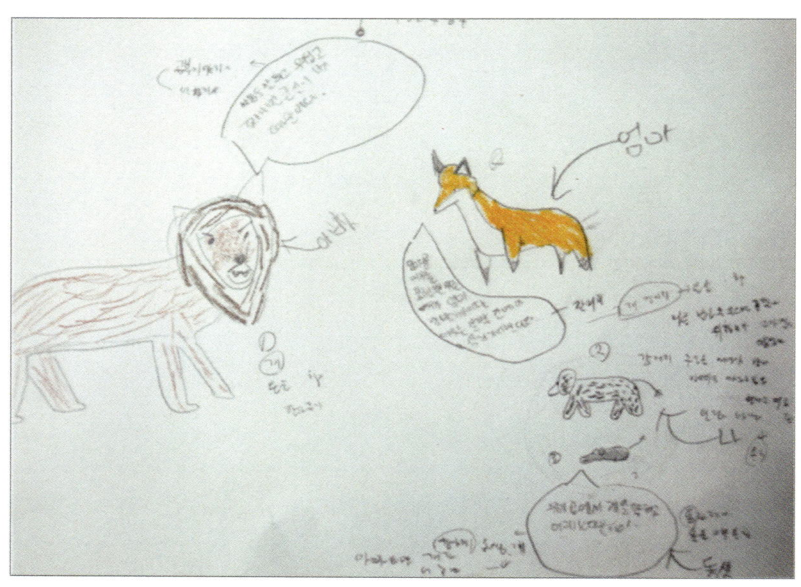

〈그림 49〉 동물 가족화 그리기

● 설명

　감정에 대하여 이야기하고 싶어 하지 않는 내담자에게 유용한 활동이다. 가족구성
원에 대한 부정적 감정을 표현하기보다 가족을 나타내는 동물에 대해 부정적 감정을
표출함으로써 가족에 대한 내담자의 감정을 심리적인 부담 없이 안전하게 꺼내도록
도울 수 있다.

● 재료

　도화지, 크레파스, 색연필, 연필, 지우개 등

● 활동내용

· 각 가족구성원들을 동물에 비유한다면 어떤 동물이라고 생각하는지 이야기 나누어
　본다.
· 가족구성원을 동물로 표현하고, 표현한 동물과 가족구성원이 어떤 점이 닮았는지,
　만약 다른 동물로 바뀐다면 어떤 동물로 바뀌었으면 좋은지에 대해서도 표현한다.

43. 나를 상징하는 것: 동물로 만들기

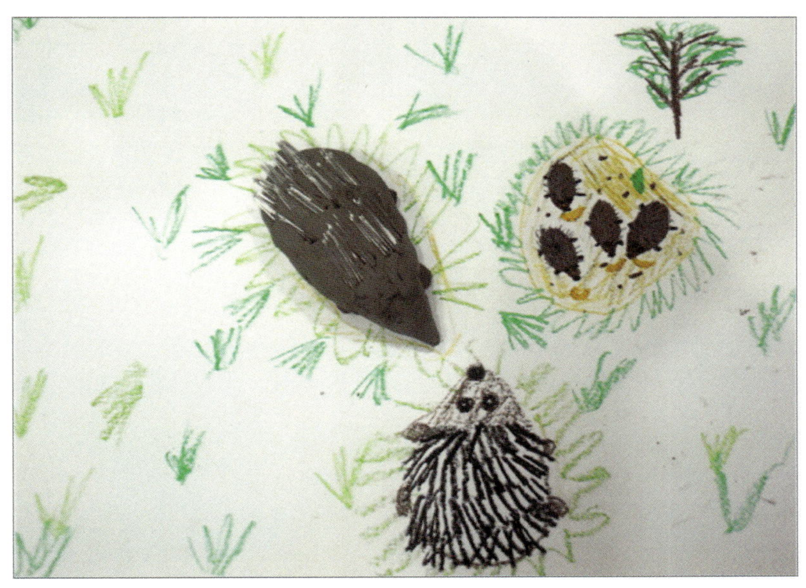

〈그림 50〉 내가 동물로 변한다면

● 재료

8절 도화지, 청자토, 크레파스, 파스텔, 기타 재료

● 활동내용

· 청자토로 '나 자신을 상징하는 것'을 동물로 표현하게 한다.
· 동물이 놓인 종이를 상대방과 바꾸고, 서로 동물 주변을 크레파스를 이용해 꾸며준다.
· 완성되면 서로 바꾸어서 상대방에게 작품을 돌려주고, 자신의 작품을 받은 내담자
  는 작품의 제목을 정한다.
· 상징을 이 동물로 표현한 이유, 집단원이 나를 꾸며주었을 때의 느낌 등을 나눈다.

44. 동물 가면 만들기

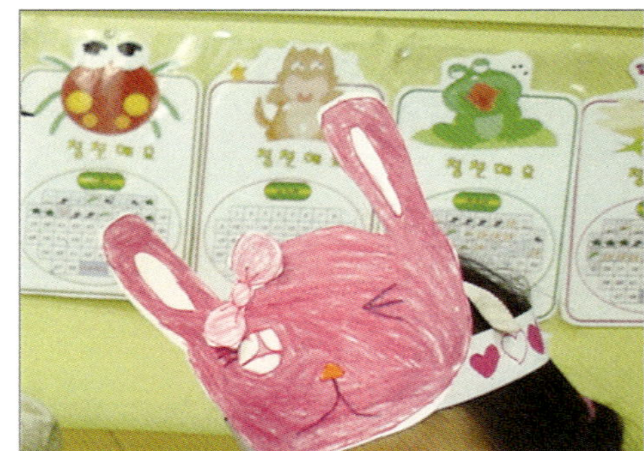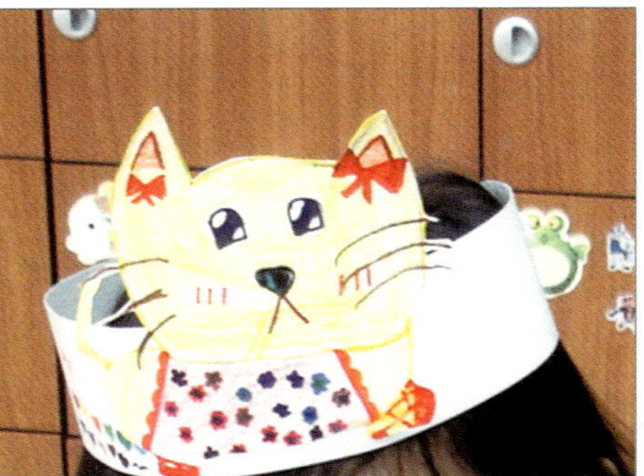

〈그림 51〉 나를 닮은 동물가면 만들기

● 설명

초기 회기에 활용하기 유용하며 자신을 상징하는 것을 동물뿐 아니라 식물이나 다
른 사물로 표현함으로써 자신의 내면적 특성을 파악해볼 수 있다.

● 재료

두꺼운 8절 도화지, 매직, 가위, 스티커, 꾸미기 재료 등

● 활동내용

· 좋아하는 동물 모양으로 나를 상징하는 동물을 두꺼운 도화지 위에 그린다.

• 그림도구를 이용해 색칠한 후 동물 모양을 오린다.

• 두꺼운 도화지를 머리띠 모양으로 오린 후 동물그림을 붙인다.

• 두꺼운 도화지에 구멍을 뚫어서 고무줄을 끼운다.

• 왕관 모양으로 가면을 쓴 후 자신을 상징하는 동물의 소리와 동작을 흉내 내며 자신
  을 소개한다.

  ※ 집단의 경우 집단원이 동물 모양을 소리와 몸동작으로 표현할 때, 집단원이 함께
     소리와 모양을 흉내 내어 본다.

• 이 동물로 자신을 상징한 이유, 가면을 쓴 느낌, 동물의 모양을 소리와 동작으로 표
  현한 느낌, 집단원이 같이 반응해주었을 때의 느낌 등을 나눈다.

45. 손 본뜨기(집단)

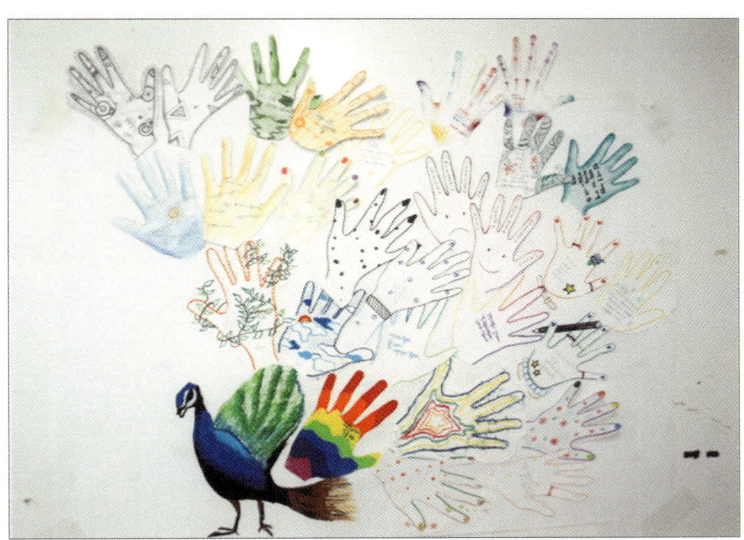

〈그림 52〉 손을 본뜬 후 장점 찾고 꾸미기

● 재료

  8절 도화지, 두꺼운 전지, 연필, 색연필이나 사인펜, 반짝이 풀, 가위, 풀

● 활동내용

• 자신의 손을 본뜨고 꾸민 후, 한 손에는 장점을 다른 한 손에는 단점을 적는다.

- 손에 적힌 내용을 발표한다.
- 손을 가위로 오린다.
- 공작새가 그려진 전지에 오린 손 모양을 붙인다.
- 전체 작품의 제목을 정한다.
- 자신의 장점과 고칠 점, 집단으로 작품을 완성했을 때의 느낌, 집단원이 나의 장점과 나에게 피드백을 주었을 때의 느낌 등에 대해서 이야기를 나눈다.

강효현(2006). 「통합예술치료가 결손가정 아동의 자기효능감 향상에 미치는 효과」. 원광대학교 보건환경대학원 석사학위논문.

김동희(2003). 「아동이 지각하는 가정의 과정환경이 자기효능감과 학교적응에 미치는 영향」. 경희대학교 대학원 석사학위논문.

김문심(2008). 「집단미술심리치료가 시설거주 청소년의 정서지능과 자기효능감에 미치는 효과」. 영남대학교 환경보건대학원 석사학위논문.

김선숙(2008). 「빈곤아동 심리정서발달에 영향을 미치는 요인」. 서울대학교 사회복지학과 박사학위논문.

김설화(2003). 「통합예술치료의 매체활용과 기법에 관한 연구」. 원광대학교 보건환경대학원 석사학위논문.

김순진·김환(2000). 『외상 후 스트레스 장애』. 학지사.

김아영(1998). 「동기이론의 교육현장 적용 연구와 과제-자기효능감 이론을 중심으로」. 『교육심리연구』. 12(1). 105-128.

김아영·차정은(1996). 『자기효능감과 측정』. 산업 및 조직 심리학회 동계학술발표대회 논문집. 51-64.

김안젤라(2008). 「외상 후 스트레스장애(PTSD)에 대한 미술치료의 의미와 역할-신경화학적 관점 중심으로」. 『한국예술치료학회지』. 8(1).

김양숙(2007). 「미술치료가 아동의 불안 감소에 미치는 효과」. 고신대학교 교육대학원 석사학위논문.

김영민(2010). 「부모상실 아동을 위한 미술치료 프로그램의 효과: 아동의 불안 및 자기효능감 중심으로」. 상명대학교 복지상담대학원 석사학위논문.

김용분(2005). 「자살로 인한 사별가족 경험」. 한양대학교 대학원 박사학위논문.

김정우(2008). 「집단미술심리치료가 아동의 내외통제성과 자기효능감에 미치는 영향」. 서울여자대학교 특수치료전문대학원 석사학위논문.

김종인·우주형·김명자·김혜정·이병오·권수명·최태진·한희정(2002). 『산재장애인의 사회심리재활』. 한국산재노동자협회. 선명사.

김지수(2004). 「미술심리치료가 집단따돌림 피해아동의 학교생활적응과 자기효능감에 미치는 효과」. 원광대학교 보건환경대학원 석사학위논문.

김현미(2002). 「민속놀이를 통한 통합적 집단미술심리치료 연구」. 원광대학교 보건환경대학원 석사학위논문.

김혜림(2006). 「집단미술치료가 만 4.5세 시설아동의 자아개념 향상에 미치는 효과」. 성균관대학교 교육대학원 석사학위논문.

김홍례(2005). 「신체활동 중심의 게슈탈트 집단상담이 초등학교 아동의 자기효능감 및 학교적응에 미치는 영향」. 한국교원대학교 교육대학원 석사학위논문.

김희진(2010). 「성폭력 피해여성의 우울 및 외상 후 스트레스 감소를 위한 문양만다라 중심의 미술심리치료사례연구」. 영남대 환경보건대학원 석사학위논문.

노미연(2007). 「외상 후 스트레스 장애아동의 미술심리치료 단일사례연구」. 동국대학교 문화예술대학원 석사학위논문.

노희양(2012). 「가족사별을 경험한 아동의 미술심리치료 단일사례연구」. 동국대학교 문화예술대학원 석사학위논문.

류기형 · 남미애 · 박경일 · 홍봉선 · 이경희 · 장중탁(2003). 『자원봉사론』. 서울: 양서원.

박나현(2010). 「외상을 경험한 아동의 예술치료사례연구」. 명지대학교 사회교육대학원 석사학위논문.

박선영(2003). 「자기효능감이 대학생활 적응에 미치는 영향」. 숙명여자대학교 대학원 석사학위논문.

박인숙(2006). 「집단미술심리치료가 복지시설아동의 우울과 자아존중감에 미치는 영향」. 서울여자대학교 특수치료전문대학원 석사학위논문.

박정란 · 서홍란(2005). 『아동복지론』. 서울: 양서원.

박차영(2004). 「통합미술치료가 발달장애 아동의 모-아 상호작용증진에 미치는 효과」. 원광대학교 보건환경대학원 석사학위논문.

백희진(2010). 「외상경험 아동의 우울 및 불안완화의 미술치료 사례연구」. 영남대학교 환경보건대학원 석사학위논문.

손남숙(2004). 「집단미술치료가 보육시설 아동의 우울성향 감소에 미치는 영향-초등학교 3, 4학년을 중심으로」. 중앙대학교 사회개발대학원 석사학위논문.

신인숙(1989). 「시설아동의 집단활동 프로그램 실태 및 개선방안에 관한 연구-육아시설 중학생 중심으로」. 서울여자대학교 대학원 석사학위논문.

안무옥(2007). 「청소년의 외상경험, 정서조절, 대처방식 및 사회적 지지가 외상 후 스트레스 장애 증상에 미치는 영향」. 한림대학교 대학원 석사학위논문.

양근희(2008). 「집단미술치료가 저소득 가정 아동의 자기효능감에 미치는 효과」. 대구대학교 석사학위논문.

어명희(2007). 「집단미술치료 프로그램이 학교부적응 청소년의 자아존중감에 미치는 영향: 보육시설 청소년을 중심으로」. 강원대학교 교육대학원 석사학위논문.

오가영(2008). 「통합예술치료가 장애아동과 일반아동의 또래관계, 적응행동 및 사회적 기술에 미치는 영향」. 원광대 동서보완의학대학원 석사학위논문.

유광수(2000). 「일반아동과 시설아동의 행동특성에 관한 연구」. 원광대학교 행정대학원 석사학위논문.

이경숙(2006). 「집단미술심리치료가 초등학생의 학습동기와 학업적 자기효능감에 미치는 효과」. 대구대학교 재활과학대학원 석사학위논문.

이금란(2007). 「집단미술심리치료 프로그램이 보육시설아동의 정서조절 능력에 미치는 효과」. 대구가톨릭대학교 대학원 석사학위논문.

이문인(2004). 「교통사고 후 외상의 심각도와 정신과적 증상의 관계」. 조선대학교 대학원 석사학위논문.

이상희(2007). 「지역아동센터 경험이 아동의 자기효능감에 미치는 영향」. 아주대학교 대학원 석사학위논문.

이승희(2010). 「성폭력 외상 후 스트레스를 중심으로 한 미술치료의 현황분석과 프로그램 연구」. 한양대학교 교육대학원 석사학위논문.

이은선(2011). 「심리적 외상경험으로 우울감을 호소하는 주부의 미술심리치료 단일사례연구」. 동국대학교 문화예술대학원 석사학위논문.

이은진 · 이상복(2007). 「외상 후 스트레스 장애(PTSD) 아동을 위한 상담중심 미술치료 적용연구」. 『특수교육재활과학연구』. 46(2). 131-152.

이지영(2007). 「가정폭력으로 인한 외상을 경험한 아동의 미술심리치료 단일사례연구」. 동국대학교 문화예술대학원 석사학위논문.

이혜진(2008). 「통합적 미술심리치료가 만성정신분열증 환자의 상호작용에 미치는 영향」. 원광대학교 동서보완의학대학원 석사학위논문.

장혜진(2006). 「NLPia 코칭 프로그램이 시설아동의 자아존중감과 자기효능감에 미치는 효과」. 원광대학교 대학원 석사학위논문.

전영희(2007). 「성학대 피해 아동의 외상 후 스트레스 감소를 위한 미술심리치료 사례」. 『美術治療硏究』. 14(4).

전지혜(2010). 「미술심리치료가 외상 후 스트레스장애(PTSD)를 경험한 형제의 관계에 미치는 영향」. 순천향대 건강과학대학원 석사학위논문.

정명주(2002). 「집단미술심리치료가 보육원 아동의 정서지능에 미치는 효과」. 대구대학교 재활과학대학원 석사학위논문.

조수철 · 이영식(1990). 「한국형 소아 우울 척도의 개발」. 『신경정신의학』. 29. 943-956.

조수철 · 최진숙(1989). 「한국형 소아의 상태 · 특성불안 척도의 개발」. 『서울의대 정신의학』. 14(3). 150-157.

조정자(2006). 「아동기 성학대 피해여성의 외상 후 스트레스장애 극복을 위한 인지행동 미술심리치료 사례연구」. 『美術治療硏究』. 13(2).

최은희(2006). 「집단미술심리치료가 시설아동의 자아존중감 및 우울 변화에 미치는 영향」. 서울여자대학교 특수치료전문대학원 석사학위논문.

최정윤(2005). 『심리검사의 이해』. 서울: 시그마프레스.

최정윤 · 박경 · 서혜희(2006). 『이상심리학』. 서울: 학지사.

표갑수(1994). 『아동청소년복지론』. 청주대학교 출판부.

하은정(2007). 「집단미술심리치료 프로그램이 보육시설 청소년의 정서지능에 미치는 영향」. 동아대학교 대학원 석사학위논문.

한혜진(2002). 「자기주장훈련이 초등학생의 자기효능감 향상에 미치는 효과」. 서울교육대학교 대학원 석사학위논문.

황정향 · 박인전(2005). 「미술심리치료가 유아의 외상 후 스트레스로 인한 등원거부에 미치는 효과」. 『美術治療硏究』. 12(4).

Arthur B & Kemme M. (1964). Bereavement in childhood. Journal of child psychology and psychiatry. 19. 287-292.

Axline. V. (1987). Some observation on play. Journal of consulting Psychology. Vol. 12.

Bandura. A. (1977). Self-efficacy: Toward a unifying theory of behavioral change. Psychological Review.

84. 191-215.

Bandura. A. (1993). Perceived self-efficacy in cognitive development and functioning. Educational psychologist. 28(2). 117.

Bandura. A. (1997). Self-efficacy: The Exercise of Control. Freeman and Company.

Bowlby. J. (1951). Maternal Care and Mental Health Geneva: World Health Organization.

Bowlby. J. (1965). Child care and the Growth of love. Middlesex England: Penguin Books.

Burns. R. C. & Kaufman. S. H. (1970). Kinetic Family Drawing; An Introduction to Understanding Children Through Kinetic Family Drawing. New York: Brunner/Mazal

Burns. R. C. (1987). Kinetic house-tree-person Drawing. New York: Brunner/Mazel.

Bourne. E. J. (1990). The Anxiety and Phobia Workbook New York: Harbinger Publication. Inc.

Clark. S. & Goldney. R. D. (1995). Grief reactions and recovery in a support group for people bereaved by suicide. Crisis. 16. 27-33.

Everstine. D. S. & Everstine. L. (1993). The Trauma Response. W. W. Norton. London.

Goffman. D. (1960). Asylums. New York: Double day.

Kovacs. M. (1981). Rating scales to assess depression in school in school-aged children. Acta paedopsychiatrica. 46. 305-315.

Kovacs. M. & Beck. A. T. (1977). An emprical clinical approach toward a depression. In J. G. Schulterbrandt. & A Raskin. Depression in children: diagnosis. treatment. and conceptual model. 35. 1-25. New York: Raven Press.

Kovacs. M. (1983). The Children's Depression Inventory: A Self-rated Depression Scale for School-aged Youngsters. Unpublished Manuscript. University of Pittsburgh.

Lee. S. Y. (1995). The crisis of family. The Research Association of Korean Women society. Family and korean Society. Seoul: Kyeongmoom Sa.

Malchiodi. C. A. (1998). The art therapy sourcebook. McGraw-Hill. (『미술심리치료』. 최재영 · 김진연 공역. 서울: 조형교육. 2001).

Malchildi. 김동연 · 이재연 · 홍은주 공역(2001). 『아동미술심리이해』. 학지사.

Malchildi 외 공저. 김동연 · 최은영 공역(2003). 『아동임상미술심리치료』. 학지사.

Rhyne. J. (1995). The gestalt art experience. Chicago: Magnolia.

Rubin. J. A. (2004). Art therapy has many faces(Motion picture). Pittsburghi: Ex-pressive Media.

Spielberger. C. D. (1972). Anxiety as on Emotional State in Anxiety Current Trends in Theory and Research. New York: Academic Press. 23-49.

Spielberger. C. D. (1972). Manual for the State-Trait Anxiety Inventory for Children. Palo Alto. Consulting Psychologist Press.